Shri Yogi Hari

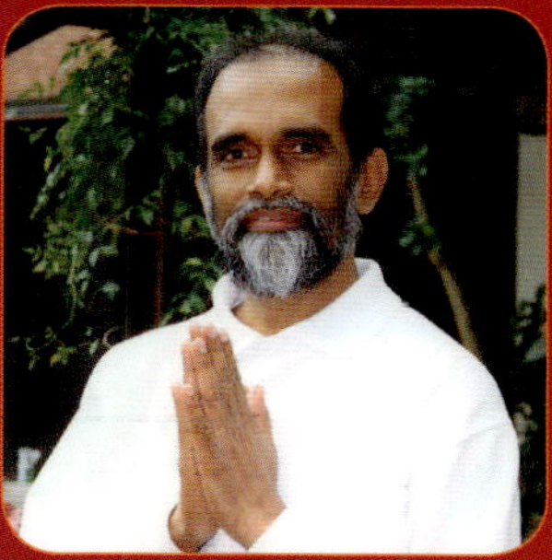

Shri Yogi Hari ist einer der großen Yogameister unserer Zeit. Seit über 40 Jahren widmet er sein ganzes Leben der Yogapraxis und dem Verbreiten dieser wundervollen Wissenschaft.

Sampoorna Yoga, das Yoga der Fülle, ist die Frucht von Yogi Haris unermüdlichem Streben nach Perfektion. Dieser Yogastil richtet sich nicht nur an den Körper, sondern bemüht sich, alle Aspekte der menschlichen Persönlichkeit zu verfeinern und harmonisch zu entwickeln. Es hilft Menschen ungeachtet ihrer Herkunft, ein reicheres, fröhlicheres Leben zu führen.

Zum Üben

Es gibt einige Dinge, die Sie beim Üben ohne einen direkten Lehrer beachten sollten:

Probieren Sie die Übungen möglichst Aufmerksam auszuführen, sodass Sie Ihre eigenen Grenzen spüren können und nicht über diese hinausgehen. Es ist nicht so wichtig, in den Übungen genauso weit in die Stellungen zu gehen, wie ich auf den Fotos. Machen Sie nur so viel, wie es sich gut anfühlt.

Üben Sie möglichst nicht direkt nach dem Essen, da der Geist dann eher schläfrig ist und die Aufmerksamkeit abweicht. Außerdem können sich die Übungen unangenehm anfühlen, wenn der Bauch voll ist.

Probieren Sie sich in den Übungen immer mehr auf den Atem zu konzentrieren, da so die positiven Wirkungen noch verstärkt werden und Sie sich auch in kurzer Zeit gut entspannen können. Halten Sie die Stellung anfangs je 2 bis 3 Atemzüge. Im Laufe der Zeit können Sie die Stellung auch bis zu 10 Atemzüge lang halten.

Wir machen im Sampoorna Yoga kaum Pausen zwischen den Übungen, sodass der Fluss der Energie bestehen bleibt und die Konzentration nicht abweicht.

Ich habe während der Übungen als Ansprache die Du-Form gewählt, da ich denke, dass man sich so besser auf das Üben und die Entspannung einlassen kann.

Atemübung

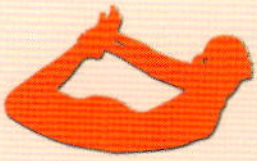

Lege dich auf den Rücken, die Beine etwa schulterweit auseinander, die Arme etwa 15 Zentimeter vom Körper entfernt.

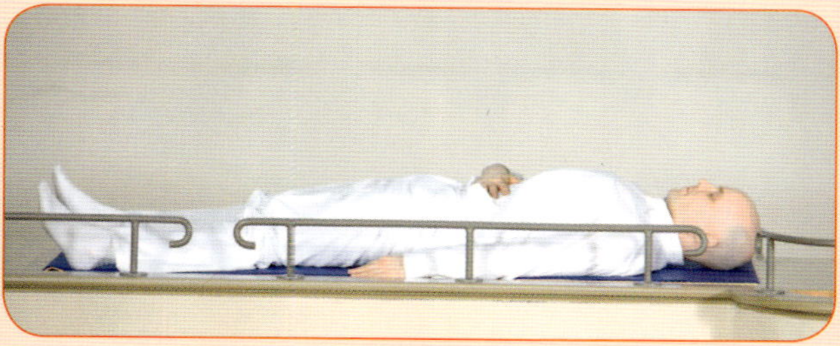

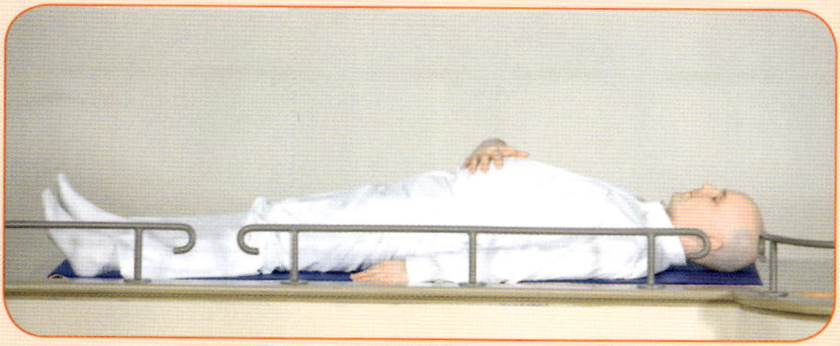

Lege eine Hand auf den Bauchnabel und beobachte, wie die Hand mit der Ausatmung Richtung Boden sinkt. Mit der Einatmung wölbe den Bauch nach außen und hebe so die Hand in Richtung Decke. Probiere einen Atemrhythmus herzustellen, sodass du etwa 3 bis 4 Sekunden lang ein- und ausatmest.

Zähle geistig die Sekunden der Ein- und Ausatmung, sodass der Geist konzentriert bleibt und du Kontrolle über den Atemrhythmus erlangst. Wiederhole die Übung mindestens 4-mal, wenn möglich ein paar Minuten lang.

Übung für die Bauchmuskulatur

Lege dich auf den Rücken und schließe die Beine.

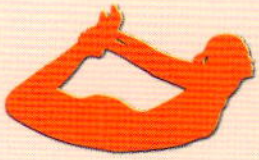

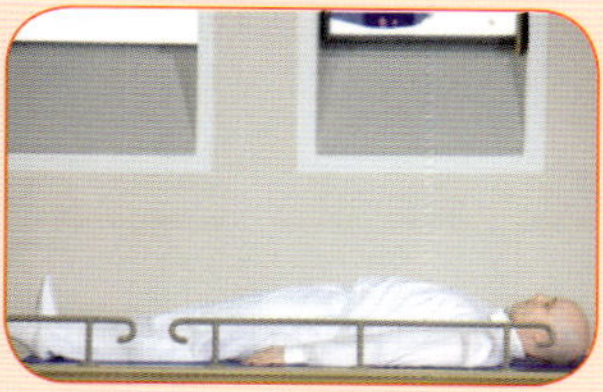

Bringe die Aufmerksamkeit zum linken Bein, strecke den linken Fuß und hebe das linke Bein mit der Einatmung gestreckt vom Boden hoch.

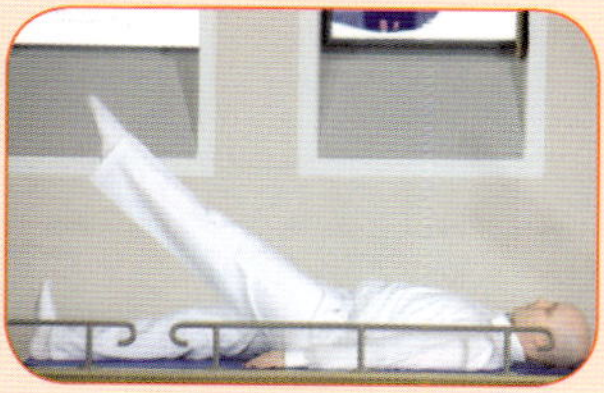

Ziehe die Zehen zum Kopf, strecke sie von dir weg und senke das Bein mit der Ausatmung ab.

Dann hebe und senke das rechte Bein. Hebe das Bein nur so hoch, wie du das Bein gestreckt halten kannst.

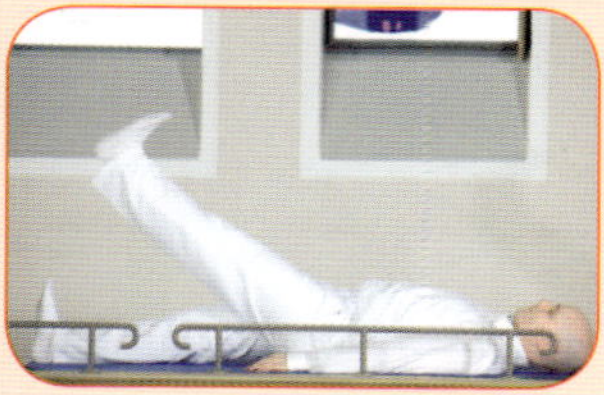

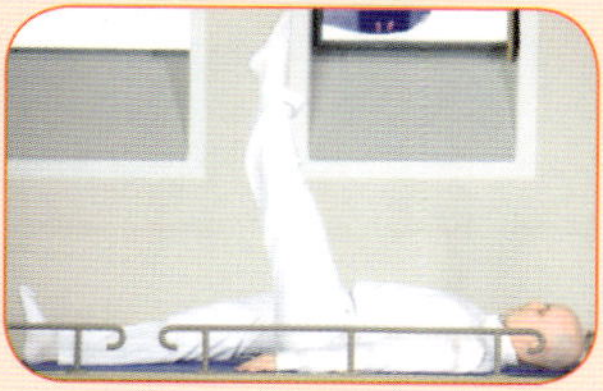

Im Laufe der Zeit kannst du das Bein so weit heben, dass es senkrecht zur Decke ist. Wiederhole 2- bis 3-mal im Wechsel.

Übung für die Bauchmuskulatur

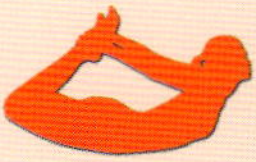

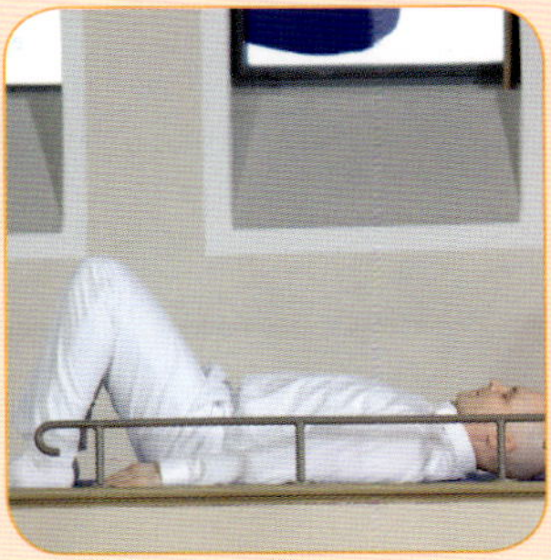

Lege dich auf den Rücken, stelle die Füße auf, schließe die Beine und lege die Arme an den Körper.

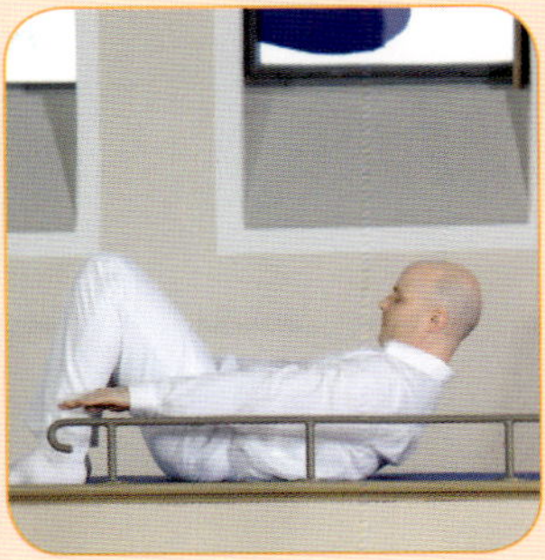

Mit der Einatmung hebe Kopf, Schultern und Arme vom Boden hoch.

Halte die Stellung und atme tief in den Bauch. Komme aus der Stellung und wiederhole sie noch 1-mal.

Übung für die Bauchmuskulatur

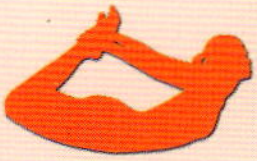

Lege dich auf den Rücken, stelle die Füße auf, schließe die Beine und lege die Arme an den Körper.

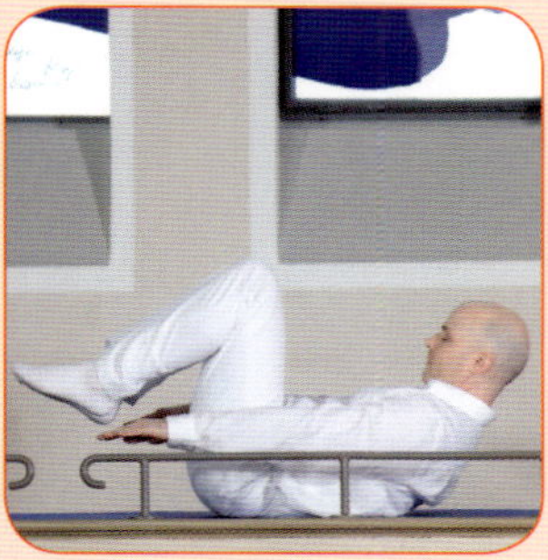

Mit der Einatmung hebe Kopf, Schultern, Arme und Füße vom Boden hoch. Halte die Stellung und atme tief in den Bauch. Komme aus der Stellung und wiederhole sie noch 1-mal.

Das beste Rezept gegen Rückenbeschwerden ist regelmäßige Bewegung. Eine regelmäßig trainierte Bauch- und Rückenmuskulatur kann Rückenbeschwerden stark lindern oder vorbeugen.

Variation im halben Rad

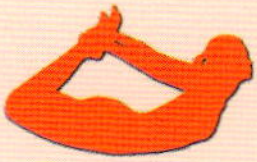

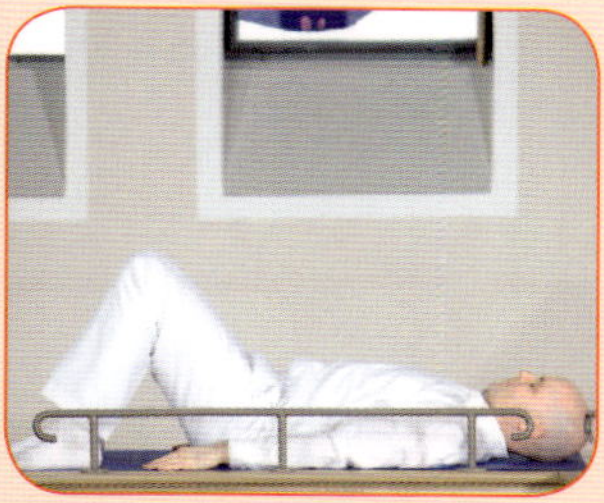

Lege dich auf den Rücken, stelle die Füße auf, die Beine sind etwa schulterweit auseinander, die Arme liegen am Körper.

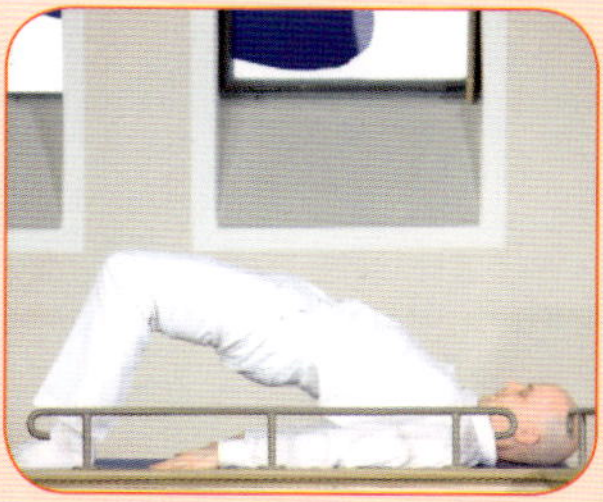

Mit der Einatmung hebe das Becken so weit es geht vom Boden hoch. Halte die Stellung und probiere das Becken mit jeder Ausatmung ein bisschen weiter zu heben.

Komme mit der Ausatmung aus der Stellung und wiederhole sie noch 1-mal.

Variation im halben Rad

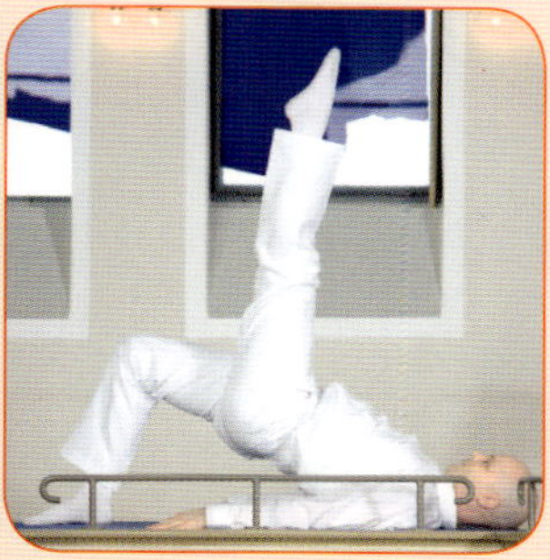

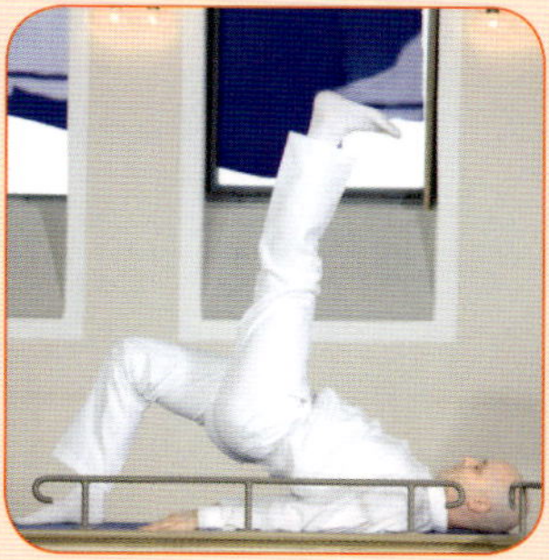

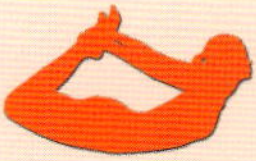

Lege dich auf den Rücken, stelle die Füße auf, die Beine sind etwa schulterweit auseinander. Die Arme liegen am Körper.

Mit der Einatmung hebe das Becken so weit es geht vom Boden hoch. Halte die Stellung und atme tief in den Bauch. Dann hebe das linke Bein so weit es geht vom Boden hoch, die Zehen strecken von dir weg.

Ziehe die Zehen zum Kopf, strecke den Fuß wieder und senke das Bein. Wiederhole mit dem rechten Bein.

Achte darauf, dass das Bein gestreckt bleibt. Wiederhole 2- bis 3-mal pro Seite.

Variation im halben Rad

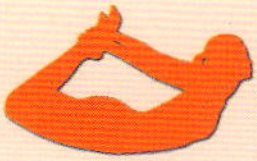

Lege dich auf den Rücken, stelle die Füße auf, die Beine sind etwa schulterweit auseinander.

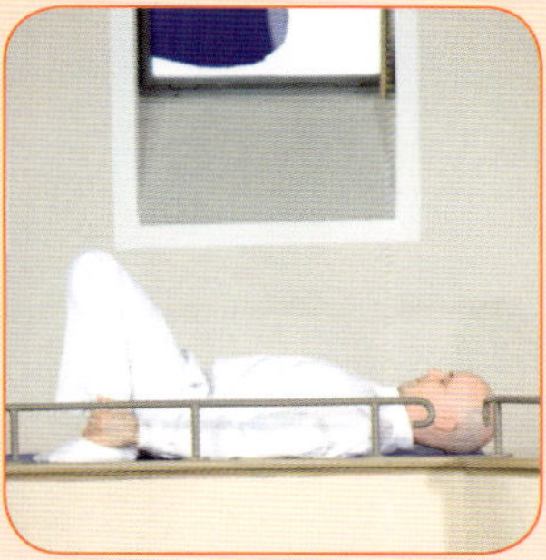

Probiere die Fußgelenke zu greifen, wenn nötig gib die Beine etwas weiter auseinander. Mit der Einatmung hebe das Becken so weit es geht vom Boden hoch.

Halte die Stellung und probiere das Becken mit jeder Ausatmung ein bisschen weiter zu heben. Komme mit der Ausatmung aus der Stellung und wiederhole sie noch 1-mal.

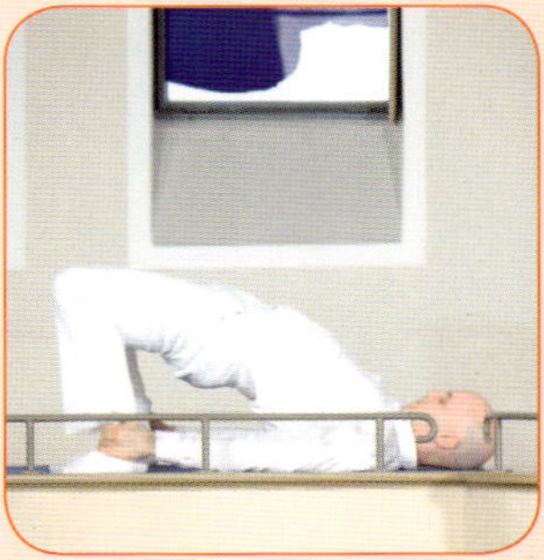

Übung für den unteren Rücken

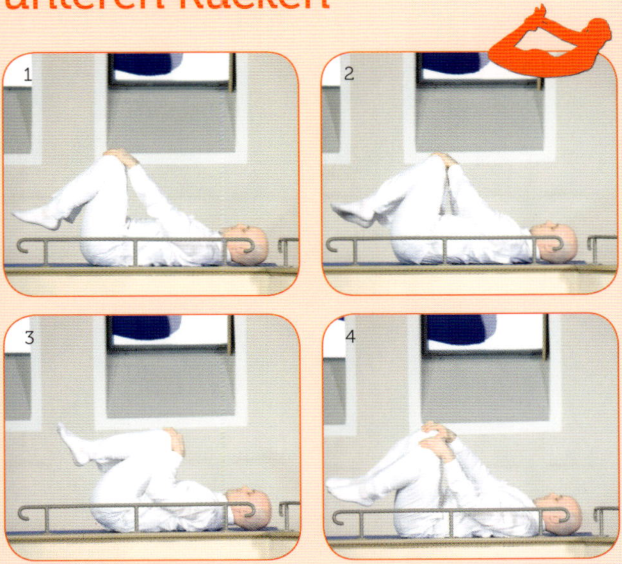

Lege dich auf den Rücken, stelle die Füße auf, die Beine sind etwa schulterweit auseinander. Hebe die Füße vom Boden hoch und lege die Hände auf die Knie.

Kreise die Knie zunächst ein paar Mal im Uhrzeigersinn, dann wechsle die Richtung.

Variation im halben Rad

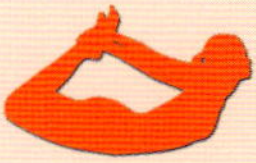

Lege dich auf den Rücken, stelle die Füße auf, die Beine sind geschlossen.

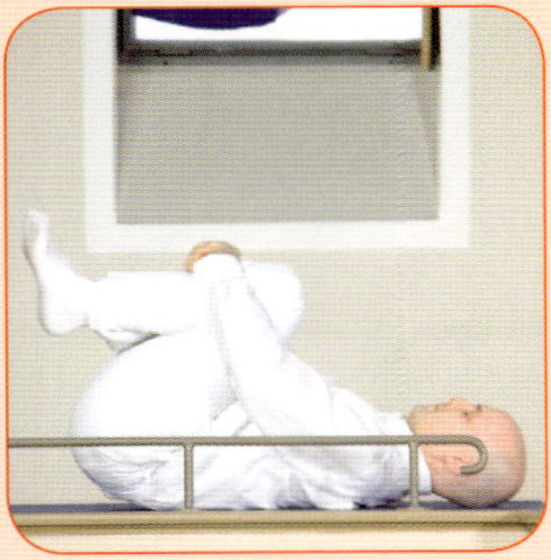

Hebe die Füße vom Boden hoch und umfasse die Beine mit den Händen.

Ziehe die Oberschenkel zum Brustkorb und hebe den Kopf zu den Knien. Halte die Stellung und atme tief in den Bauch.

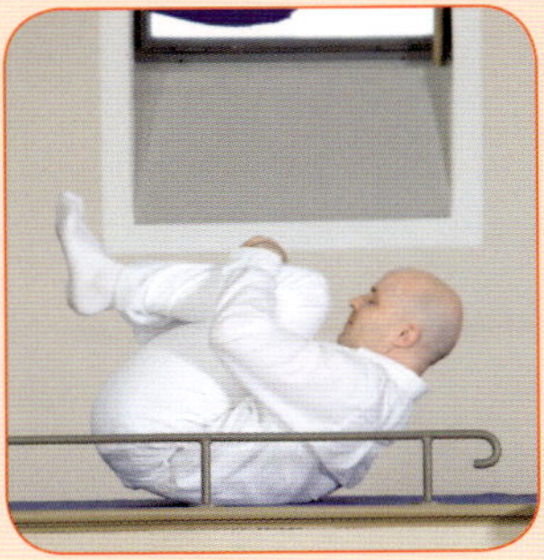

Komme mit der Ausatmung aus der Stellung und wiederhole sie noch 1-mal.

Vorwärtsbeugende Übung

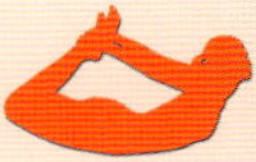

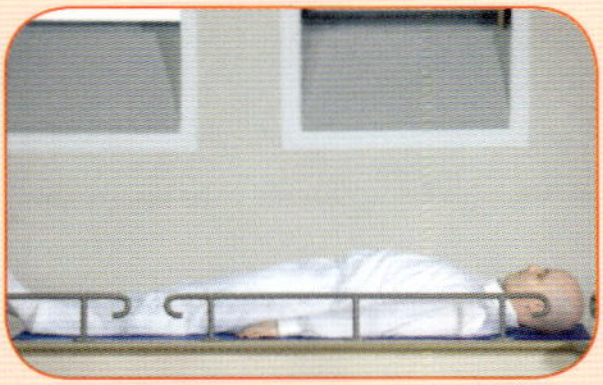

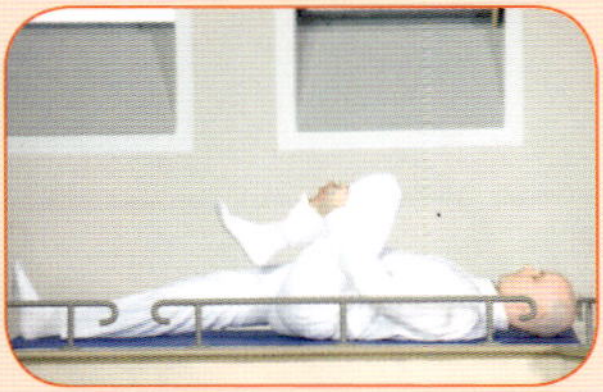

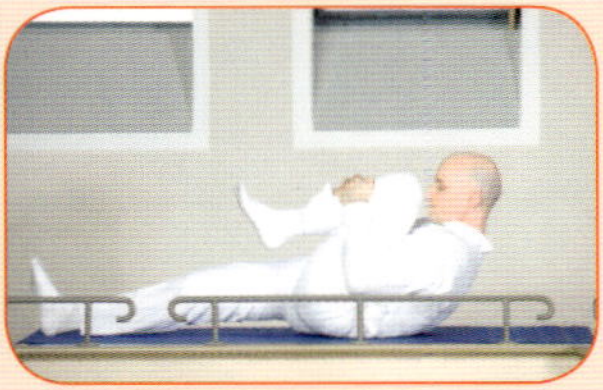

Lege dich auf den Rücken, schließe die Beine und lege die Arme an den Körper. Hebe das linke Bein, beuge es und greife das Knie oder Schienbein mit beiden Händen. Ziehe den Oberschenkel sanft in Richtung Brustkorb. Halte die Stellung und spüre, wie mit der Einatmung der Bauch gegen den Oberschenkel drückt.

Atme ein paar Mal tief ein und aus, dann hebe den Kopf in Richtung Knie.

Halte die Stellung und atme tief weiter. Senke mit der Ausatmung den Kopf ab und strecke das Bein zum Boden. Wiederhole auf der anderen Seite. Greife das rechte Knie und hebe nach ein paar Atemzügen den Kopf zum Knie.

Probiere die Übungen immer so korrekt wie möglich auszuführen. Wenn du eine Stellung eingenommen hast, probiere den Körper so weit wie möglich zu entspannen, ohne die Stellung zu verändern.

Je weniger Muskeln unnötig angespannt werden, desto besser. So sparst du Kraft und die Energie kann ungehindert durch dich hindurchfließen.

Vorwärtsbeugende Übung

Lege dich auf den Rücken, schließe die Beine und lege die Arme an den Körper.

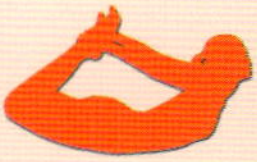

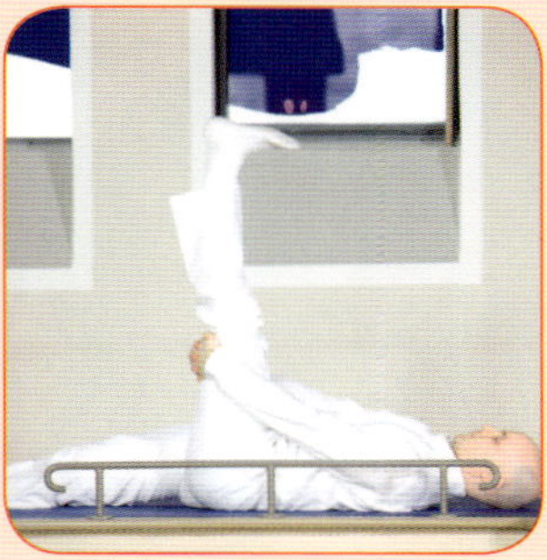

Hebe das linke Bein, greife den Oberschenkel mit beiden Händen und ziehe die Zehen zum Kopf. Halte die Stellung und atme tief in den Bauch. Nach ein paar Atemzügen kannst du das Bein etwas weiter zu dir heranziehen und die Dehnung verstärken.

Im Laufe der Zeit kannst du probieren, das Fußgelenk oder den Fuß zu greifen. Senke das Bein mit der Ausatmung ab und wiederhole auf der anderen Seite.

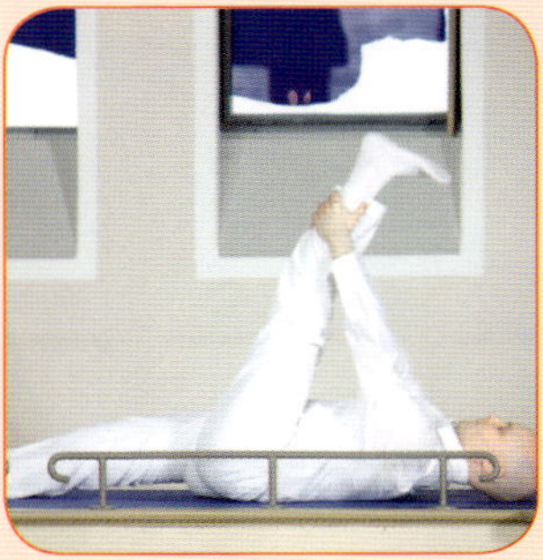

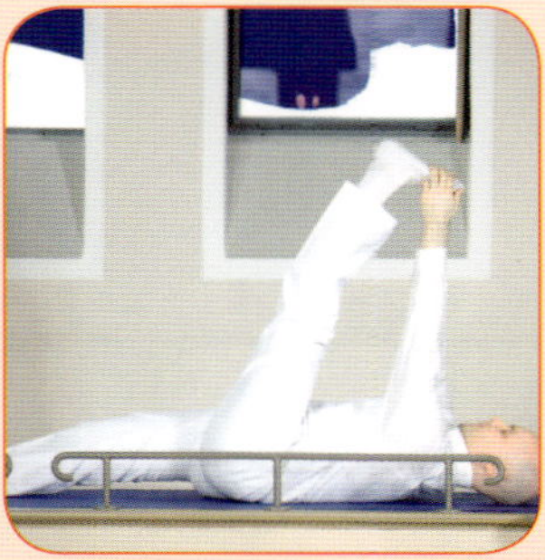

Hebe das rechte Bein, greife den Oberschenkel und ziehe die Zehen zum Kopf.

Vorwärtsbeugende Übung

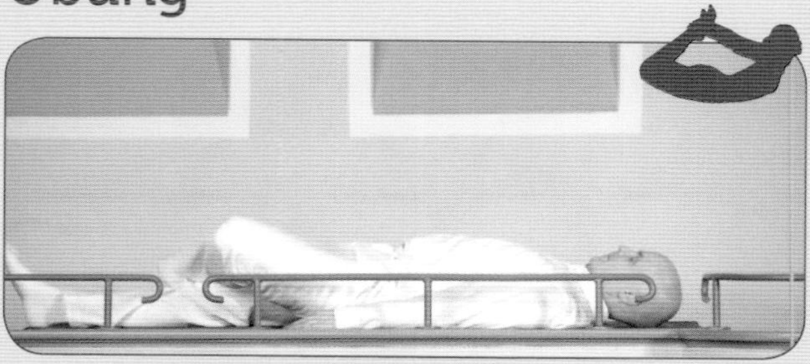

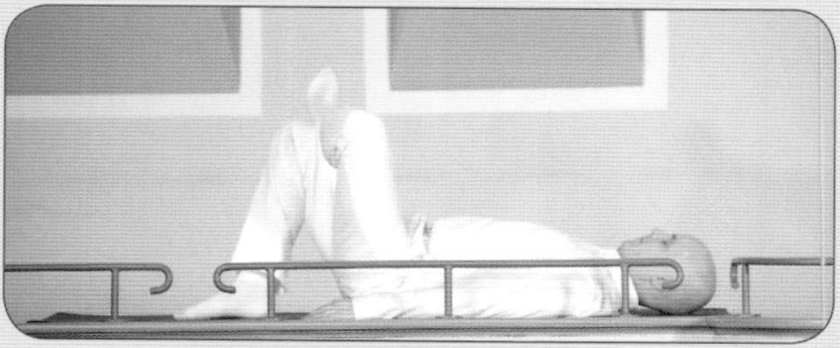

Lege dich auf den Rücken, schließe die Beine und lege die Arme an den Körper. Lege das linke Fußgelenk auf das rechte Bein, wenn möglich auf das Knie.

Mit der Einatmung ziehe den rechten Fuß langsam zurück, sodass eine Dehnung in der linken Hüfte entsteht. Halte die Stellung und atme tief in den Bauch. Komme mit der Ausatmung aus der Stellung und wiederhole auf der anderen Seite.

Lege den rechten Fuß auf das linke Bein und ziehe den linken Fuß langsam zurück.

Übung zur Lockerung der Rückenmuskulatur

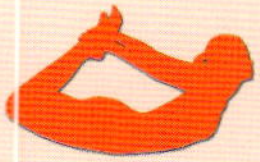

Lege dich auf den Rücken, schließe die Beine und lege die Arme an den Körper.

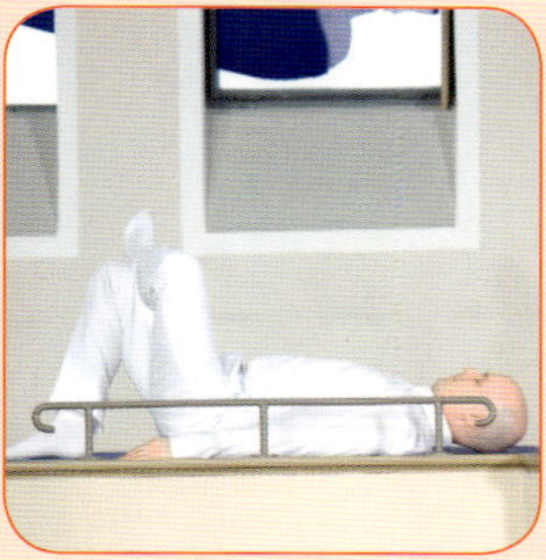

Lege den linken Fuß auf das rechte Knie und stelle den rechten Fuß auf. Strecke den linken Arm durch die Beine hindurch, den rechten Arm außen am rechten Bein vorbei und greife das rechte Schienbein mit beiden Händen.

Ziehe das rechte Bein zu dir heran und hebe den Kopf. Halte Stellung und atme tief in den Bauch. Komme aus der Stellung und wiederhole auf der anderen Seite.

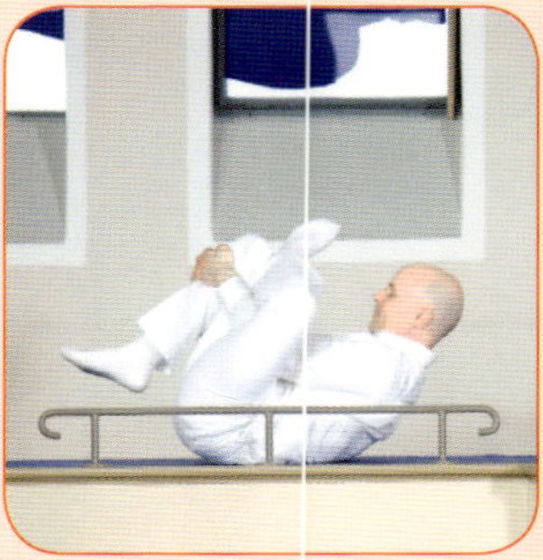

Lege den rechten Fuß auf das linke Knie, stelle den linken Fuß auf, greife das linke Schienbein und ziehe das Bein über die jeweilige Schulter und lockere die Rückenmuskulatur.

Vorwärtsbeugende Übung

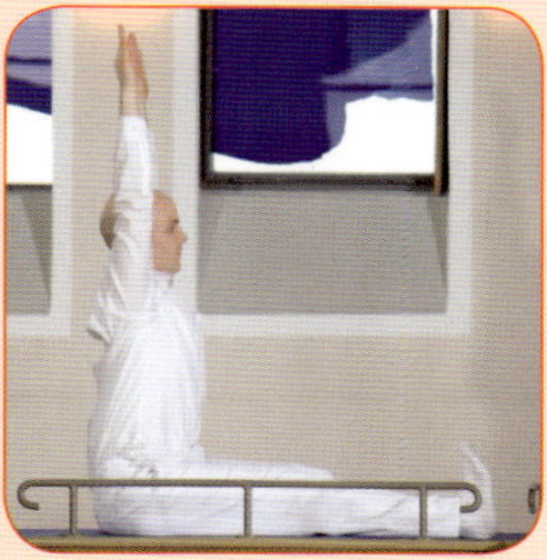

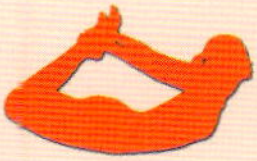

Setze dich hin, strecke die Beine vor dir aus und schließe sie. Ziehe die Zehen zum Kopf und strecke mit der Einatmung die Arme über den Kopf, um den Rücken aufzurichten.

Mit der Ausatmung beuge dich vor und lege die Hände auf die Beine. Achte darauf, dass die Beine gestreckt bleiben und die Zehen zum Kopf ziehen. Gehen nur so weit in die Stellung, wie du den Atem kontrollieren kannst.

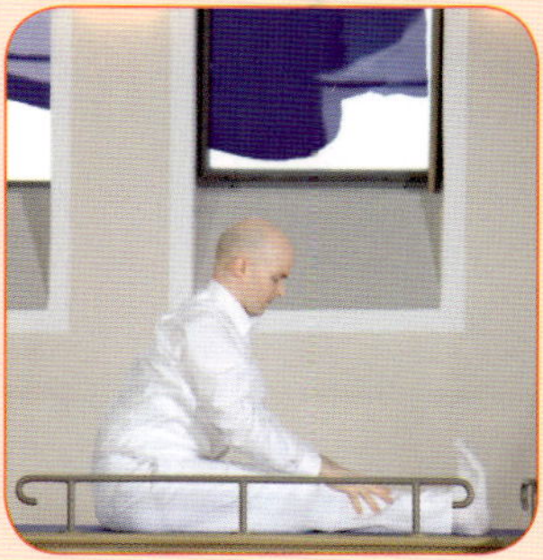

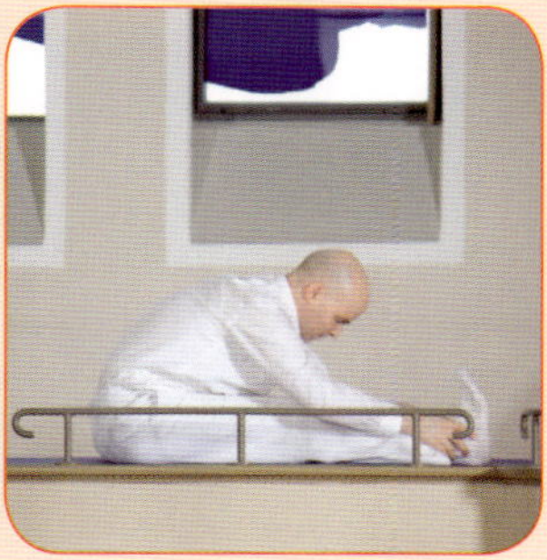

Im Laufe der Zeit kannst du die Fußgelenke oder Füße greifen. Komme mit der Einatmung aus der Stellung und wiederhole sie noch 1-mal.

Vorwärtsbeugende Übung

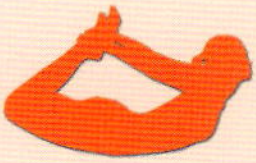

Setze dich hin, strecke das linke Bein vor dir aus und lege den rechten Fuß an den linken Oberschenkel oder das Knie.

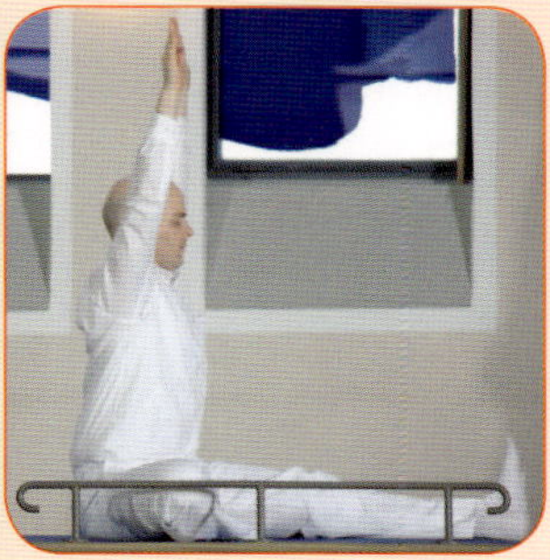

Mit der Einatmung strecke die Arme über den Kopf und richte den Rücken auf. Mit der Ausatmung beuge dich zum linken Bein hinab und lege die Hände auf das Bein.

Halte die Stellung und atme tief in den Bauch. Mit der Einatmung komme aus der Stellung und wiederhole sie auf der anderen Seite.

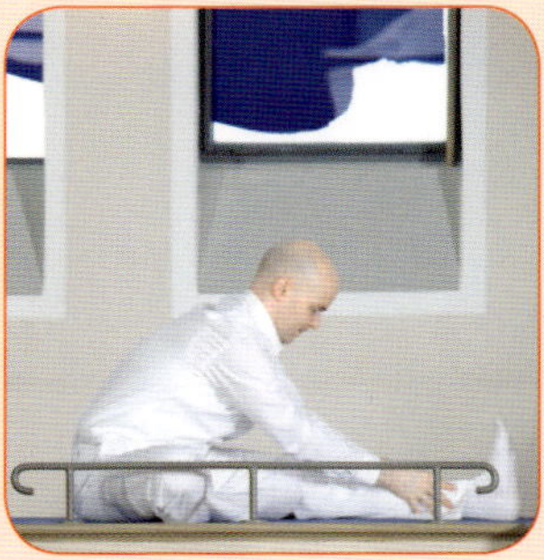

Strecke das rechte Bein, lege den linken Fuß an den rechten Oberschenkel und beuge dich zum rechten Bein hinunter.

Vorwärtsbeugende Übung

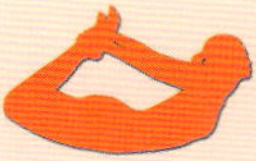

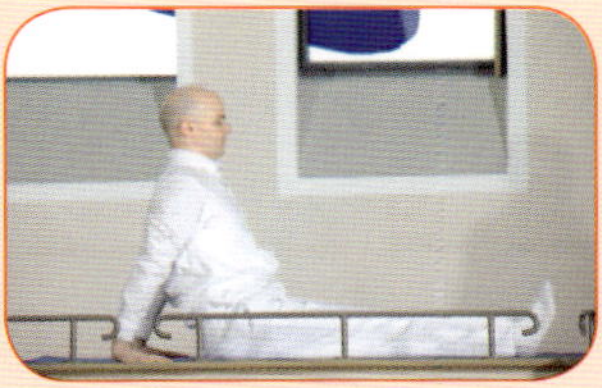

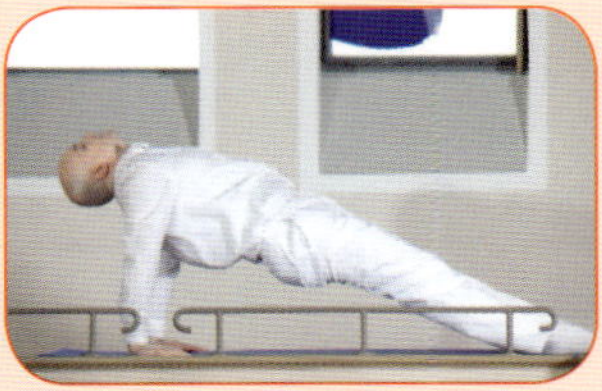

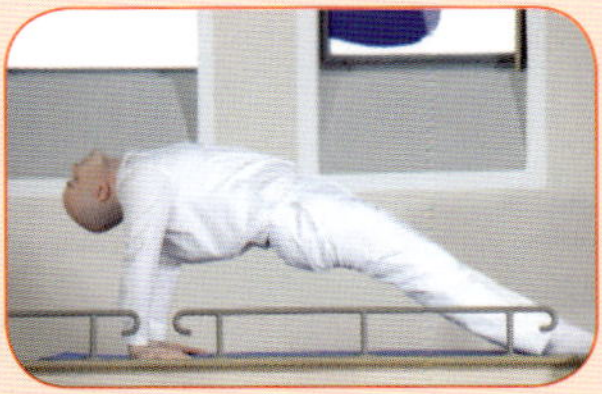

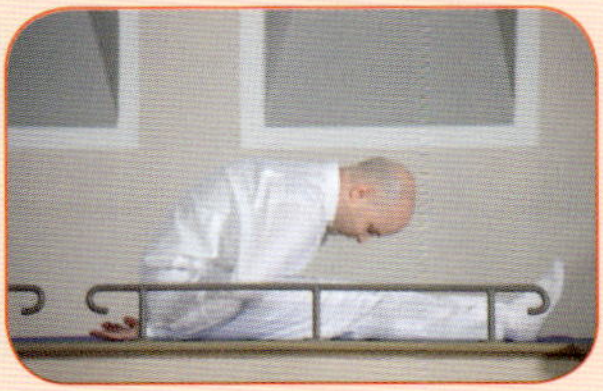

Setze dich hin, strecke die Beine vor dir aus und stelle die Hände hinter den Rücken, Fingerspitzen zeigen zu den Füßen. Du kannst wahlweise auch die Finger nach hinten zeigen lassen oder Fäuste machen, wenn du Probleme mit den Handgelenken hast.

Mit der Einatmung hebe das Becken so weit es geht und rolle den Kopf in den Nacken.

Halte die Stellung und atme tief in den Bauch. Mit der Ausatmung senke das Becken und beuge dich sanft nach vorne, entspanne Rücken und Beine.

Richte dich wieder auf und wiederhole die Übung 2- bis 3-mal.

Vorwärtsbeugende Übung

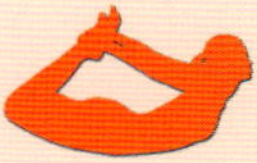

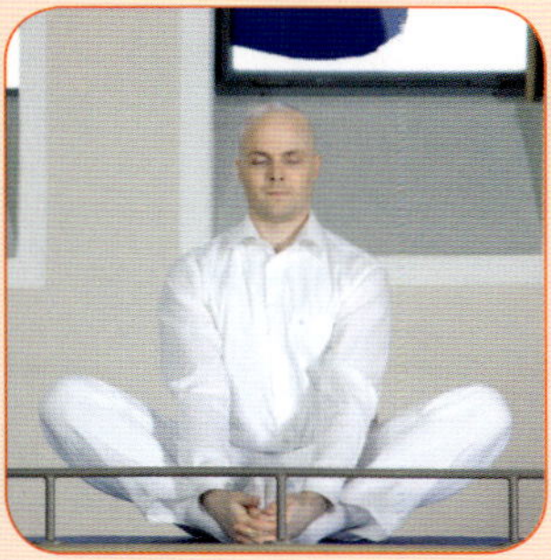

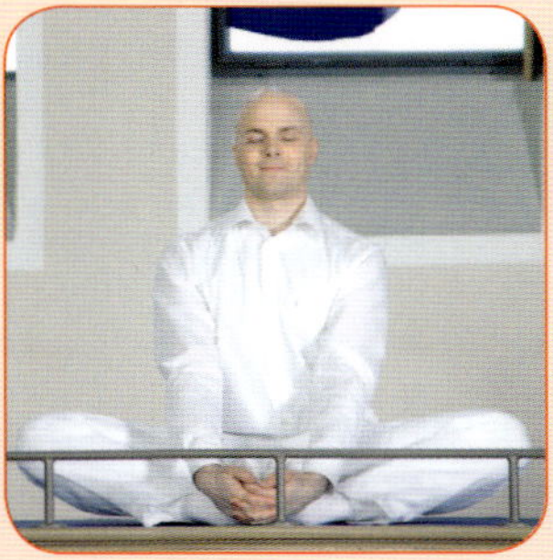

Setze dich hin, lege die Fußsohlen aufeinander, verschränke die Hände und greife die Füße.

Richte den Rücken auf und wippe die Knie ein paar Mal auf und ab, lockere die Hüftgelenke.

Vorwärtsbeugende Übung

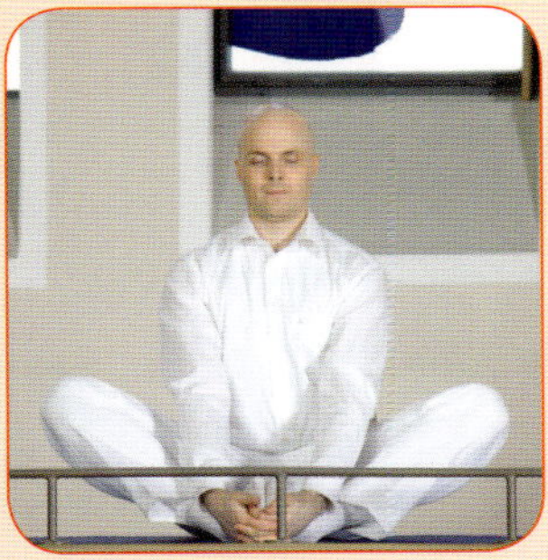

Setze dich hin, lege die Fußsohlen aufeinander, verschränke die Hände und greife die Füße.

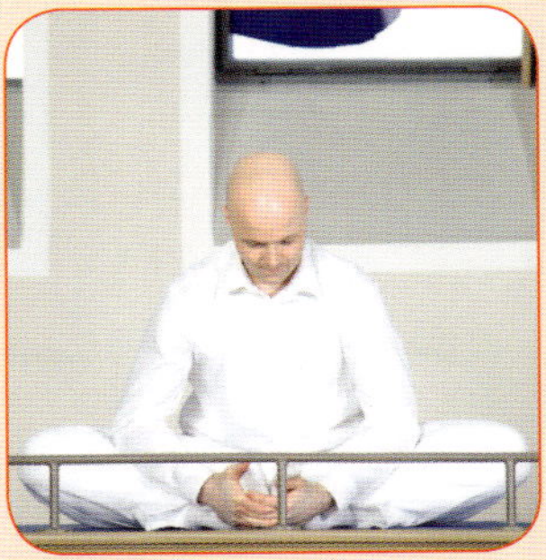

Beuge dich vor unc drücke die Beine mit den Ellbogen zum Boden. Halte die Stellung und atme tief in den Bauch.

Spüre die Dehnung in den Hüften. Komme mit der Einatmung aus der Stellung und wiederhole sie noch 1-mal.

Rückwärtsbeugende Übung

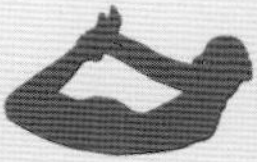

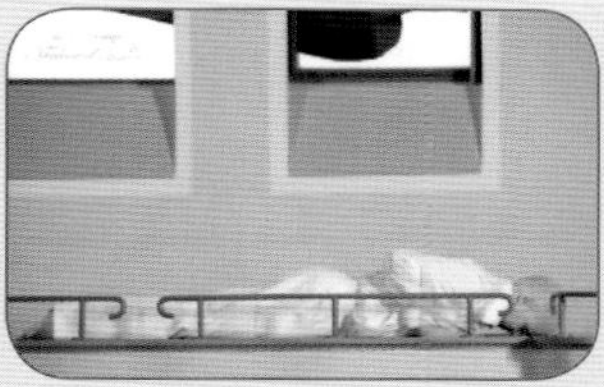

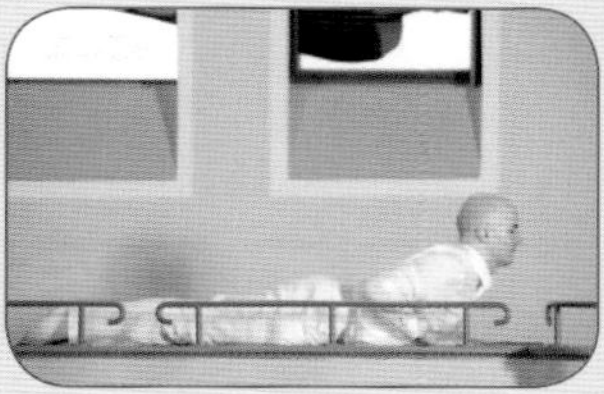

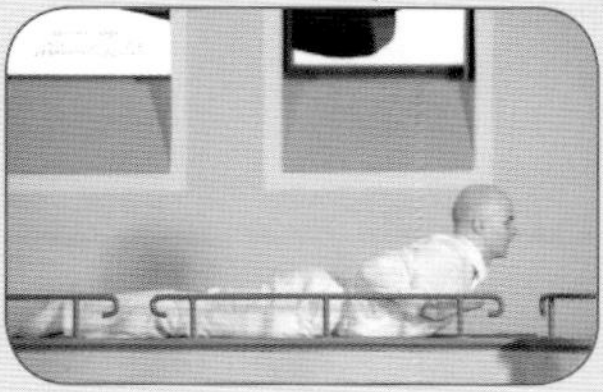

Lege dich auf den Bauch, strecke die Füße nach hinten aus und stelle die Hände neben den Brustkorb, sodass Fingerspitzen und Schultern in einer Linie sind. Mit der Einatmung spanne das Gesäß an und drücke das Schambein in den Boden. Rolle den Kopf langsam in den Nacken und hebe die Schultern vom Boden hoch. Du solltest zunächst kein Gewicht auf die Hände geben. Zur Kontrolle kannst du die Hände kurz vom Boden lösen und sie dann wieder abstellen.

Halte die Stellung und atme tief in den Bauch, spüre, wie der Bauch mit der Einatmung in den Boden drückt. Mit der Ausatmung komme aus der Stellung.

Rückwärtsbeugende Übung

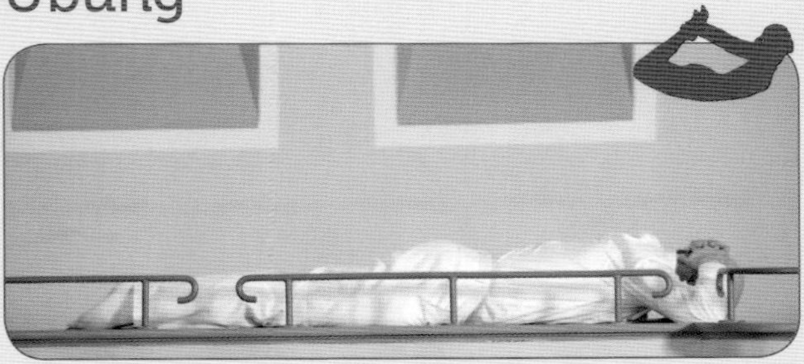

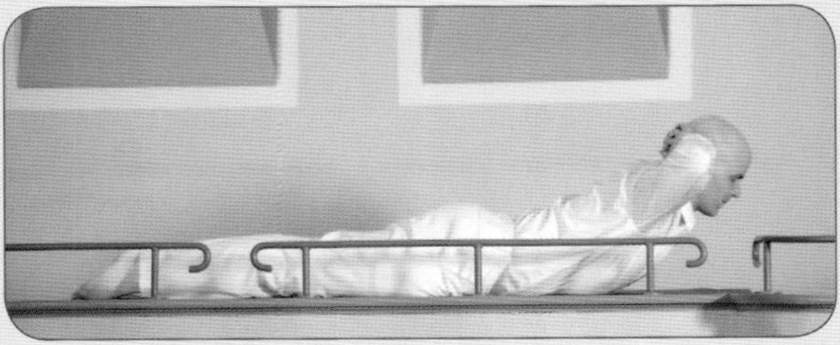

Lege dich auf den Bauch, strecke die Füße nach hinten aus und verschränke die Hände hinter dem Kopf.

Mit der Einatmung spanne das Gesäß an, drücke das Schambein in den Boden und hebe Arme, Schultern und Kopf vom Boden hoch.

Halte die Stellung und atme tief in den Bauch. Probiere mit jeder Ausatmung die Ellbogen ein bisschen weiter zu heben. Mit der Ausatmung komme aus der Stellung.

Rückwärtsbeugende Übung

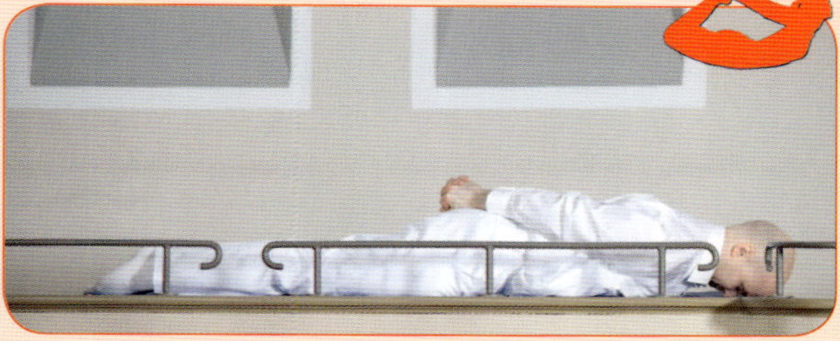

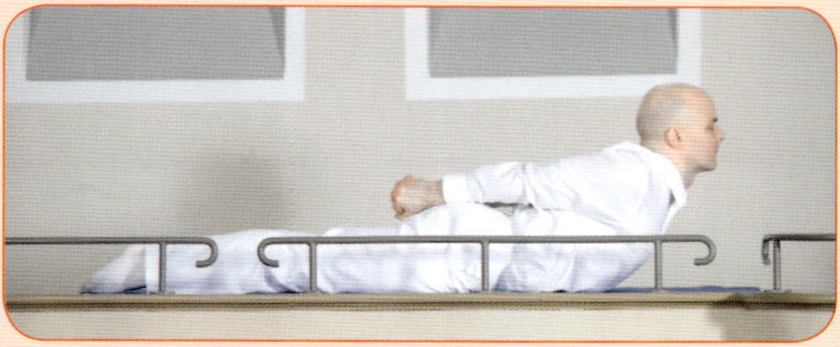

Lege dich auf den Bauch, strecke die Füße nach hinten aus und verschränke die Hände hinter dem Rücken.

Mit der Einatmung spanne das Gesäß an, drücke das Schambein in den Boden, rolle den Kopf in den Nacken und ziehe die Hände nach hinten. Halte die Stellung und atme tief in den Bauch.

Mit der Ausatmung komme aus der Stellung.

Rückwärtsbeugende Übung

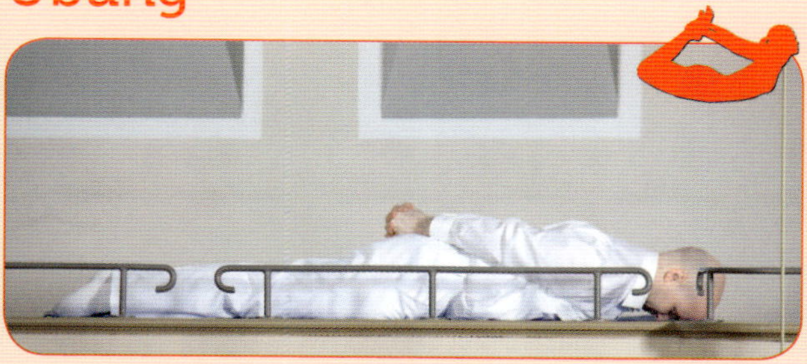

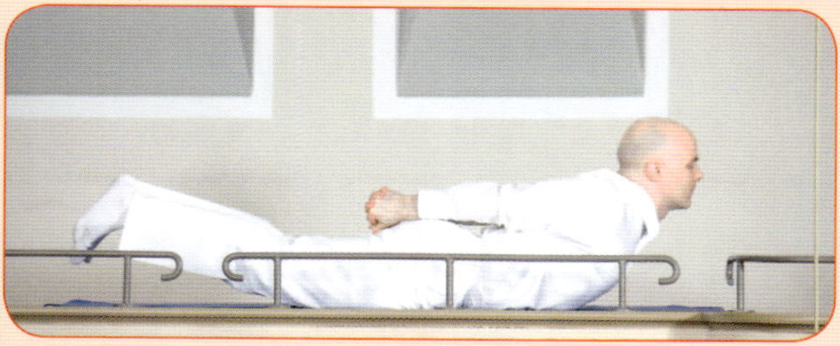

Lege dich auf den Bauch, strecke die Füße nach hinten aus und verschränke die Hände hinter dem Rücken.

Mit der Einatmung spanne das Gesäß an, drücke das Schambein in den Boden, rolle den Kopf in den Nacken und ziehe die Hände nach hinten. Schließe die Beine und hebe sie vom Boden hoch.

Achte darauf, dass die Knie gestreckt bleiben. Halte die Stellung und atme tief in den Bauch. Mit der Ausatmung komme aus der Stellung.

Rückwärtsbeugende Übung

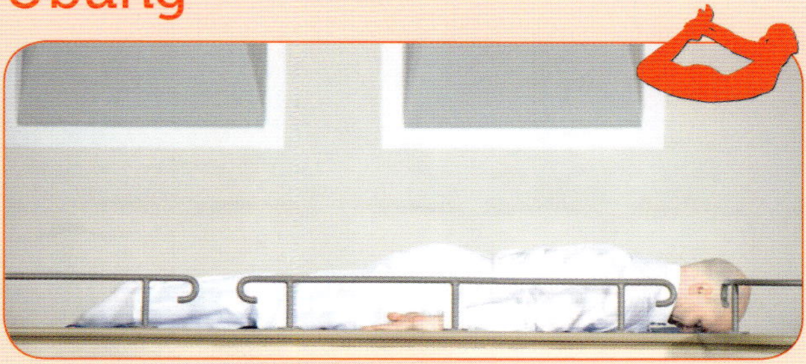

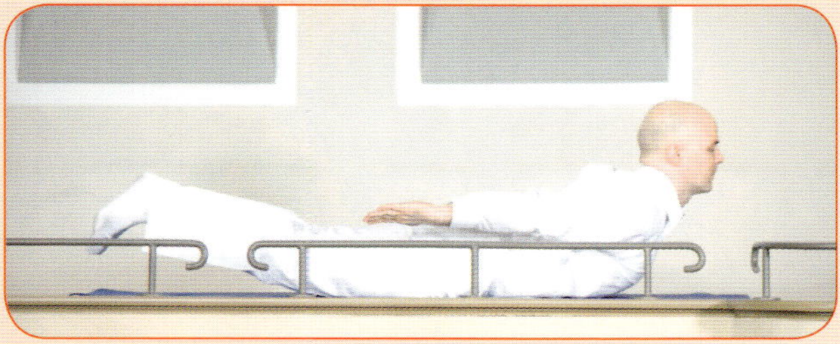

Lege dich auf den Bauch, strecke die Füße nach hinten aus und lege die Arme an den Körper.

Mit der Einatmung hebe Arme, Beine und Kopf vom Boden hoch. Achte darauf, dass die Beine geschlossen bleiben und die Knie gestreckt sind.

Halte die Stellung und atme tief in den Bauch. Mit der Ausatmung komme aus der Stellung.

Rückwärtsbeugende Übung

Lege dich auf den Bauch und strecke die Füße nach hinten aus.

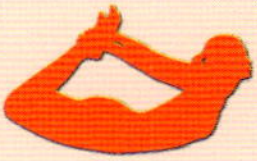

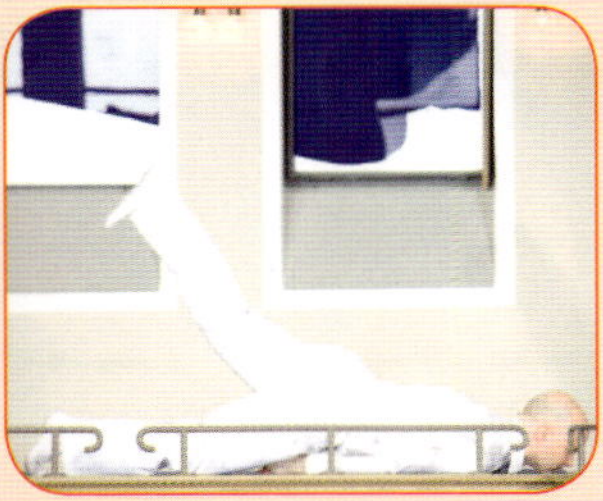

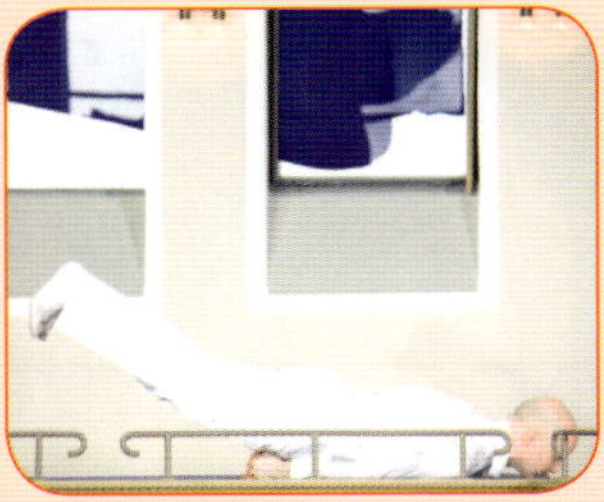

Mache Fäuste und bringe die Arme unter den Körper, die Ellbogen so dicht wie möglich zusammen. Stelle das Kinn auf den Boden und hebe mit der Einatmung das linke Bein gestreckt vom Boden hoch.

Mit der Ausatmung senke es und hebe mit der nächsten Einatmung das rechte Bein. Wiederhole noch 1-mal mit beiden Beinen, dann schließe die Beine und hebe sie mit der Einatmung gleichzeitig hoch.

Halte die Stellung und atme tief in den Bauch. Mit der Ausatmung komme aus der Stellung und wiederhole sie noch 1-mal.

Rückwärtsbeugende Übung

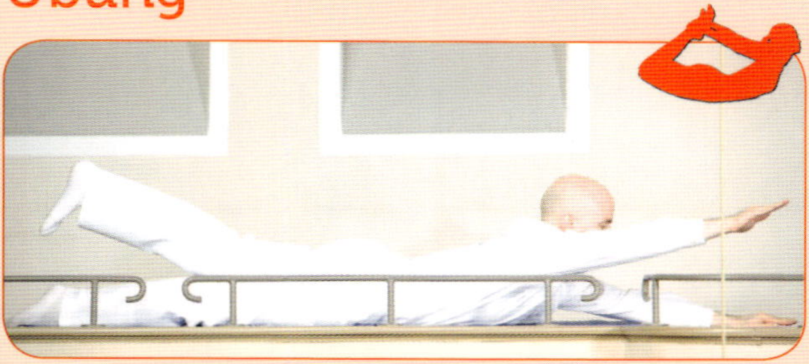

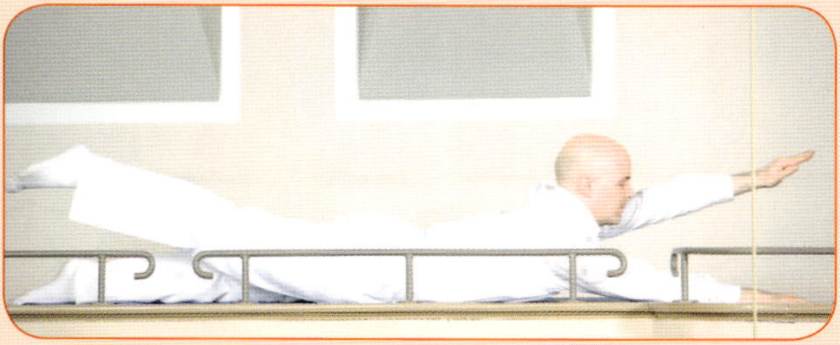

Lege dich auf den Bauch, strecke die Füße nach hinten aus, schließe die Beine und strecke die Arme nach vorne.

Mit der Einatmung hebe rechten Arm, linkes Bein und den Kopf vom Boden.

Mit der Ausatmung komme aus der Stellung und wiederhole mit linkem Arm und rechtem Bein. Wiederhole auf jeder Seite 2- bis 3-mal.

Rückwärtsbeugende Übung

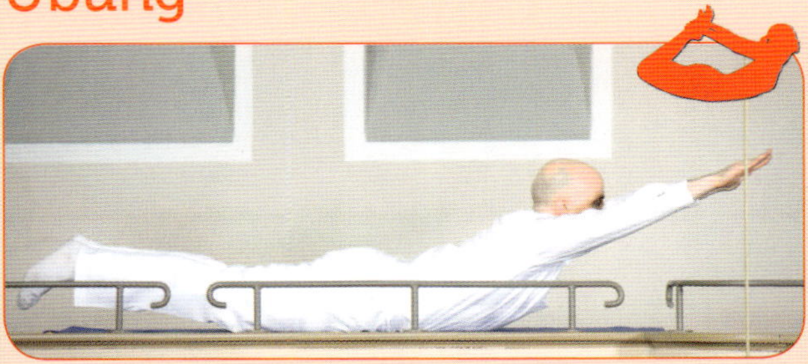

Lege dich auf den Bauch, strecke die Füße nach hinten aus, schließe die Beine und strecke die Arme nach vorne.

Mit der Einatmung hebe Arme, Beine und Kopf vom Boden hoch. Achte darauf, dass die Beine geschlossen bleiben. Halte die Stellung und atme tief in den Bauch. Mit der Ausatmung komme aus der Stellung.

Wenn du auf dem Bauch liegst, kannst du wunderbar kontrollieren, ob du wirklich in den Bauch atmest.

Mit der Einatmung sollte der Bauch in den Boden drücken und mit der Ausatmung entspannt der Körper, als ob er tiefer in die Matte sinkt.

Rückwärtsbeugende Übung

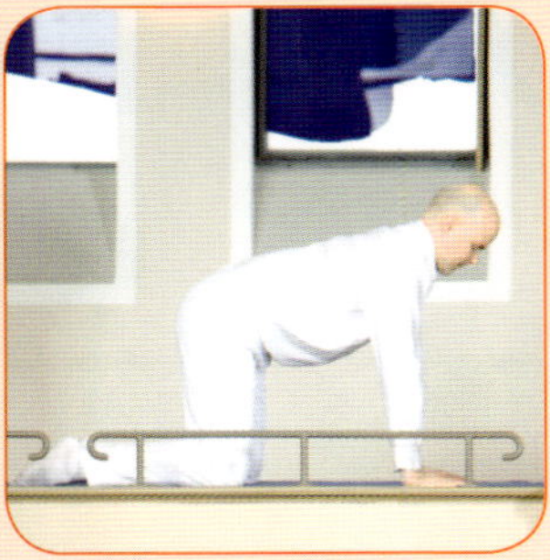

Komme in die Tischstellung.

Mit der Ausatmung lasse den Kopf nach vorne sinken und wölbe den Rücken nach oben.

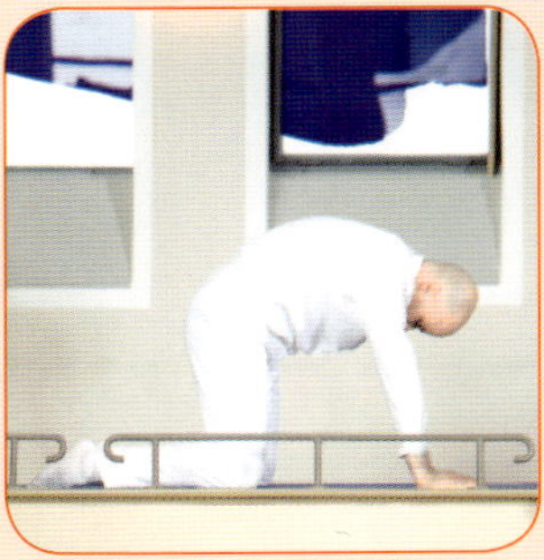

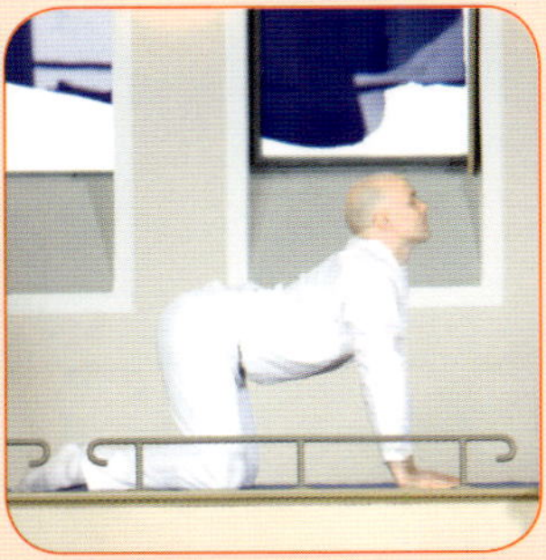

Mit der Einatmung senke den Brustkorb nach unten und rolle den Kopf in den Nacken. Führe die Bewegung ein paar Mal hintereinander aus und lockere den Rücken.

Rückwärtsbeugende Übung

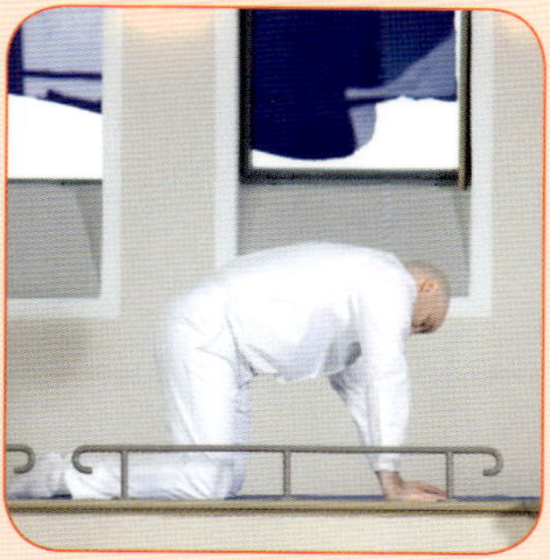

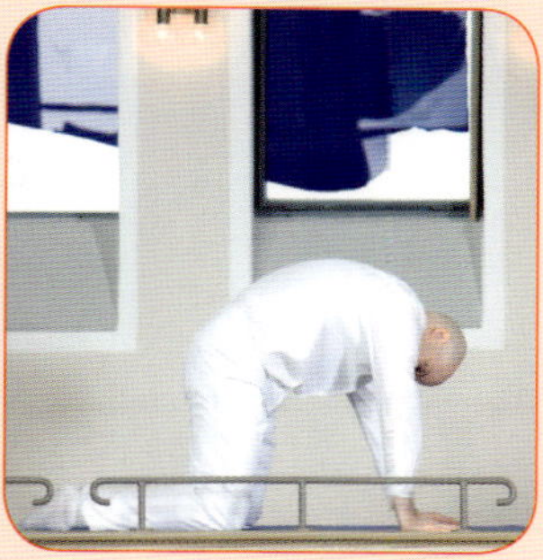

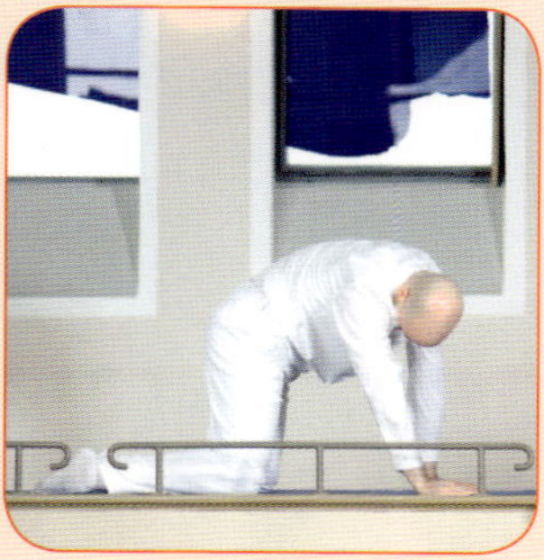

Komme in die Tischstellung und mache kreisende Bewegungen mit dem Oberkörper.

Zunächst im Uhrzeigersinn, dann gegen den Uhrzeigersinn.

Atme dabei tief in den Bauch.

Rückwärtsbeugende Übung

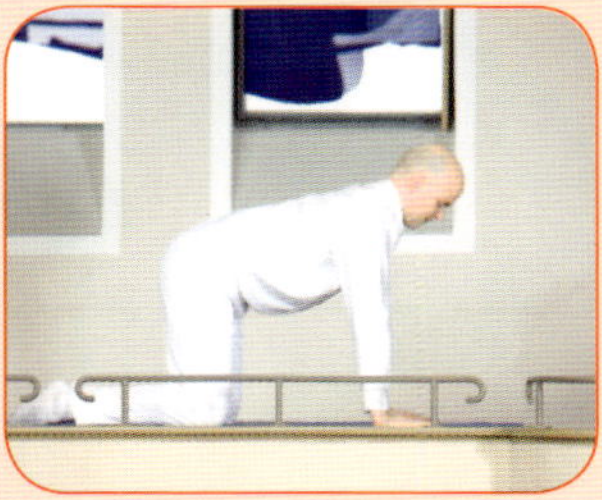

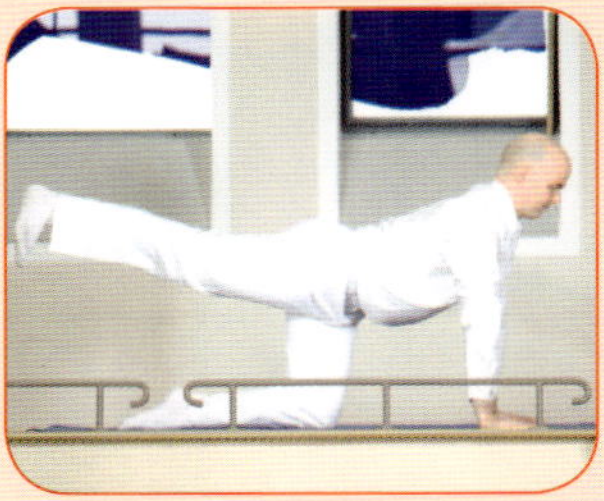

Komme in die Tischstellung, fokussiere einen Punkt vor dir am Boden und strecke mit der Einatmung das rechte Bein nach hinten.

Achte darauf, dass das Knie gestreckt bleibt. Halte die Stellung und atme tief in den Bauch. Komme aus der Stellung und wiederhole mit dem linken Bein. Wiederhole 2- bis 3-mal auf jeder Seite.

Rückwärtsbeugende Übung

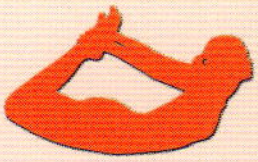

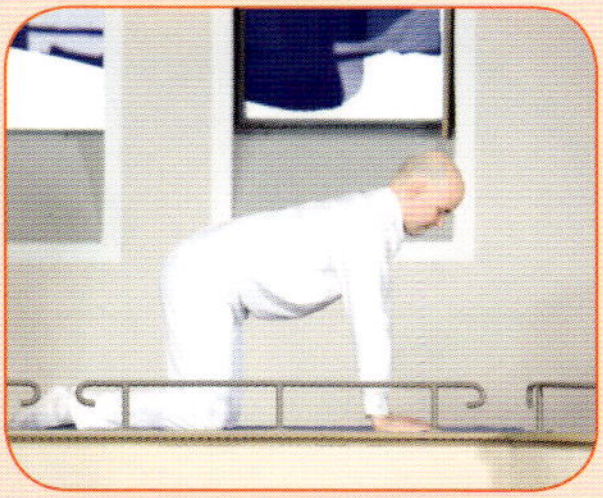

Komme in die Tischstellung, fokussiere einen Punkt vor dir am Boden. Hebe mit der Einatmung das rechte Bein und den linken Arm.

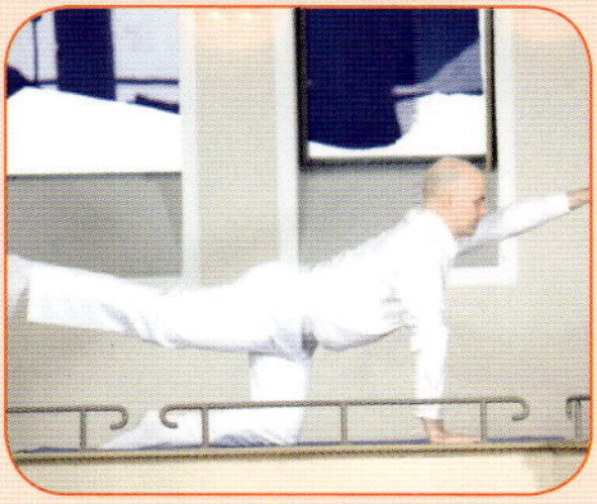

Achte darauf, dass das Knie gestreckt bleibt. Halte die Stellung und atme tief in den Bauch. Komme aus der Stellung und wiederhole mit linkem Bein und rechtem Arm.

Rückwärtsbeugende Übung

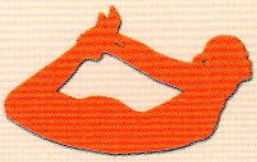

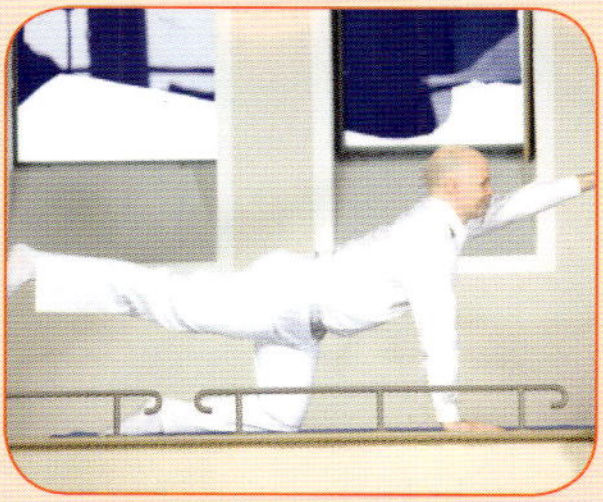

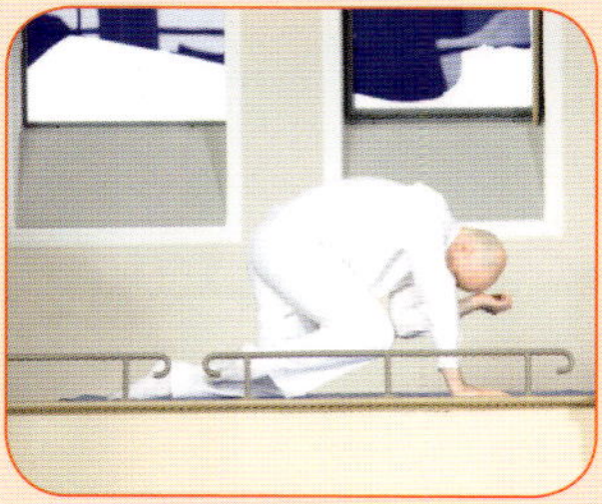

Komme in die Tischstellung, fokussiere einen Punkt vor dir am Boden und hebe mit der Einatmung das rechte Bein und den linken Arm. Mit der Ausatmung bringe Ellbogen und Knie unter dem Körper zusammen und mit der Einatmung strecke sie wieder hinaus. Wiederhole die Bewegung 3- bis 4-mal, dann wiederhole mit linkem Bein und rechtem Arm.

Dehnung für den unteren Rücken

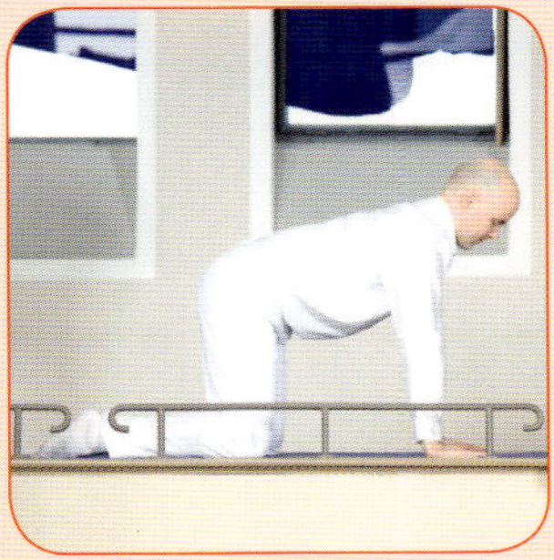

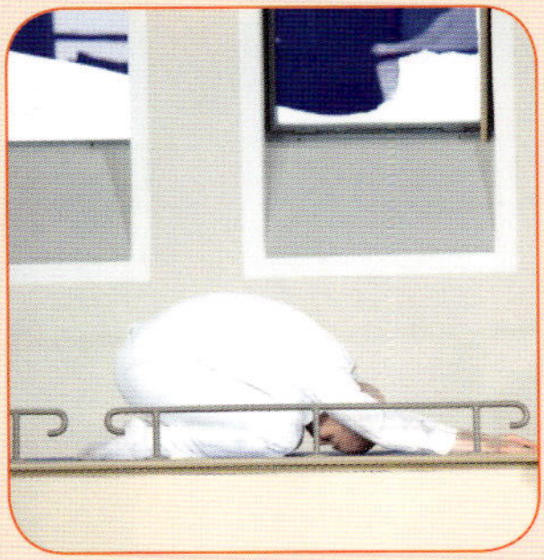

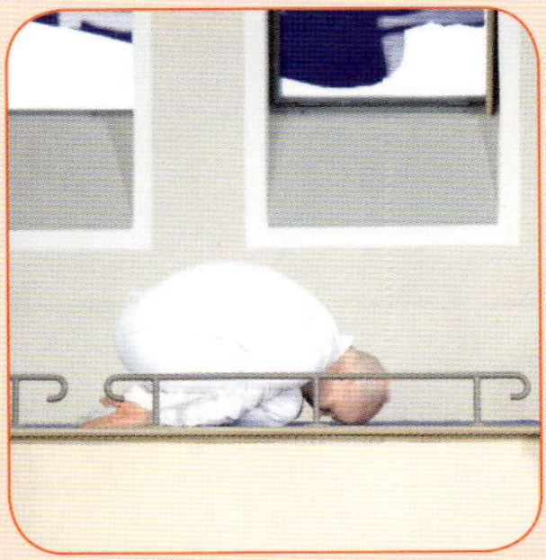

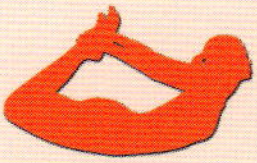

Komme in die Tischstellung und lasse dich von hieraus auf die Fersen sinken.

Wenn möglich stelle die Stirn auf den Boden und lege die Arme neben den Körper. Atme tief in den Bauch und spüre die Dehnung im unteren Rücken.

Mit der Einatmung rolle dich langsam wieder hoch zum Sitzen.

Drehung der Wirbelsäule

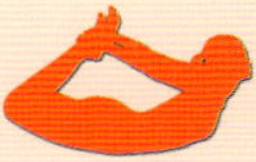

Setze dich hin, strecke das rechte Bein vor dir aus und stelle den linken Fuß über das rechte Bein.

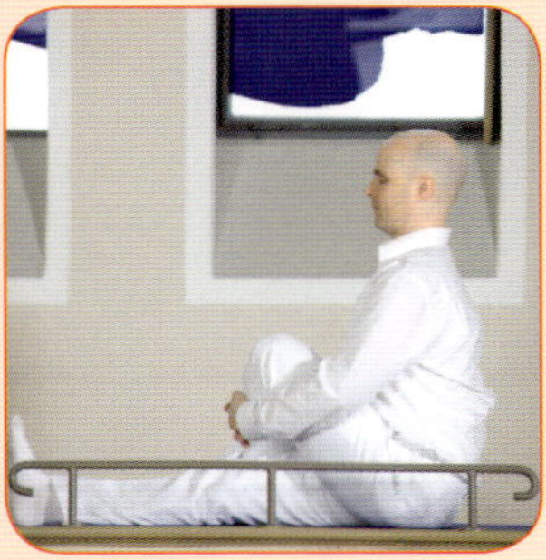

Greife das linke Schienbein und ziehe dich am Bein nach vorne, sodass sich die Wirbelsäule aufrichtet. Lege den rechten Arm um das linke Knie und stelle die linke Hand hinter dem Rücken auf den Boden.

Mit der Ausatmung drehe dich so weit es geht nach links und schaue mit geschlossenen Augen über die linke Schulter nach hinten. Mit jeder Einatmung richte dich weiter auf und mit der Ausatmung drehe dich weiter nach links.

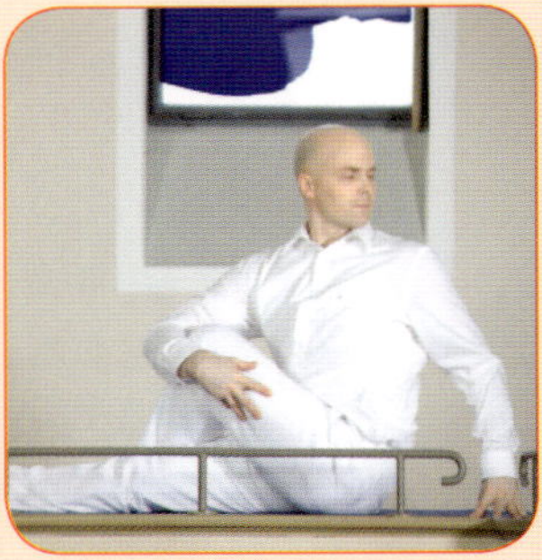

Stelle dir vor, dass die linke Schulter die Bewegung führt, so vermeidest du Spannung im Nacken. Halte die Stellung und atme tief in den Bauch. Komme aus der Stellung und wiederhole auf der anderen Seite. Stelle den rechten Fuß über das linke Bein, lege den linken Arm um das Knie, die rechte Hand hinter den Rücken und drehe dich nach rechts.

Drehung der Wirbelsäule

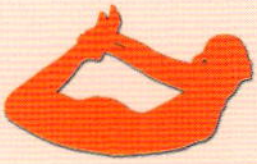

Setze dich hin und kreuze die Beine.

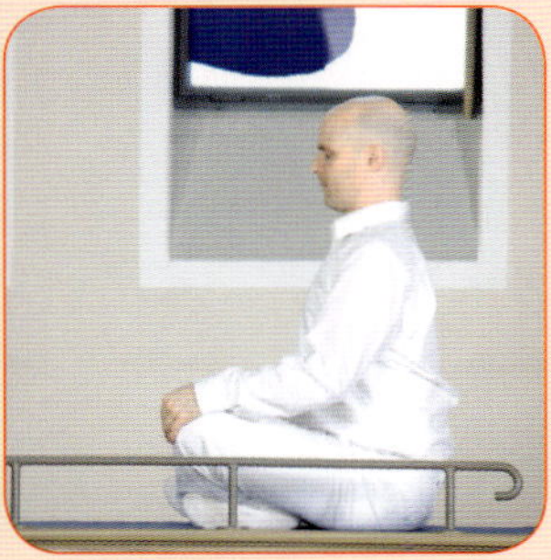

Lege die rechte Hand auf das linke Knie und stelle die linke Hand hinter dir auf den Boden. Mit der Ausatmung drehe dich so weit es geht nach links und schaue mit geschlossenen Augen über die linke Schulter nach hinten.

Mit jeder Einatmung richte dich weiter auf und mit der Ausatmung drehe dich weiter nach links. Stelle dir vor, dass die linke Schulter die Bewegung führt, so vermeidest du Spannung im Nacken.

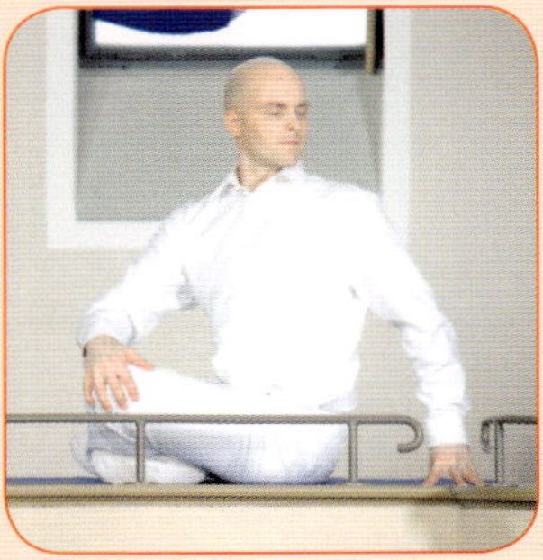

Halte die Stellung und atme tief in den Bauch. Komme aus der Stellung und wiederhole auf der anderen Seite. Lege die linke Hand auf das rechte Knie, die rechte Hand hinter den Rücken und drehe dich nach rechts.

Drehung der Wirbelsäule

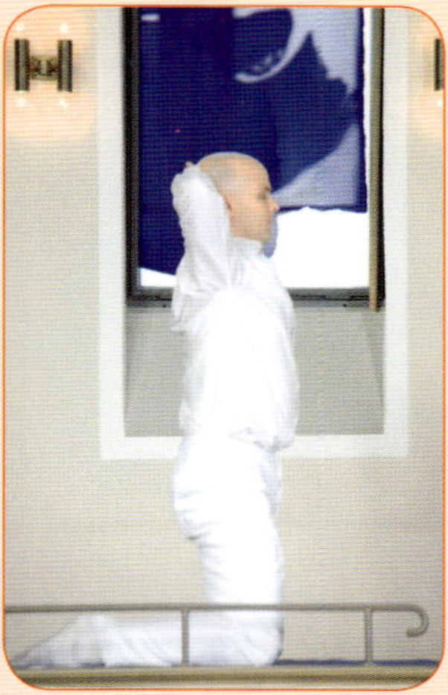

Komme in den Kniestand, die Beine etwa schulterweit auseinander und verschränke die Hände hinter dem Kopf.

Mit der Ausatmung drehe dich so weit es geht nach links. Achte dabei darauf, dass die Hüfte möglichst regungslos bleibt und stelle dir vor, dass der linke Ellbogen die Bewegung führt und der Kopf nur leicht mitdreht, so vermeidest du Spannung im Nacken.

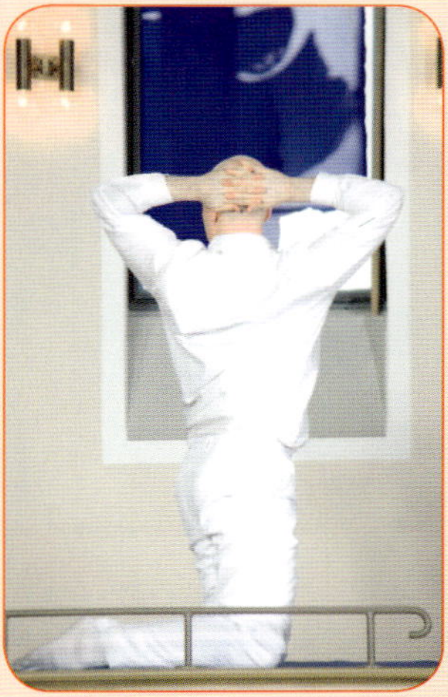

Halte die Stellung und atme tief in den Bauch. Komme aus der Stellung und drehe dich nach rechts.

Drehung der Wirbelsäule

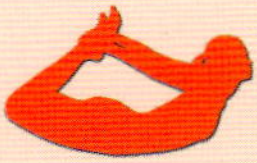

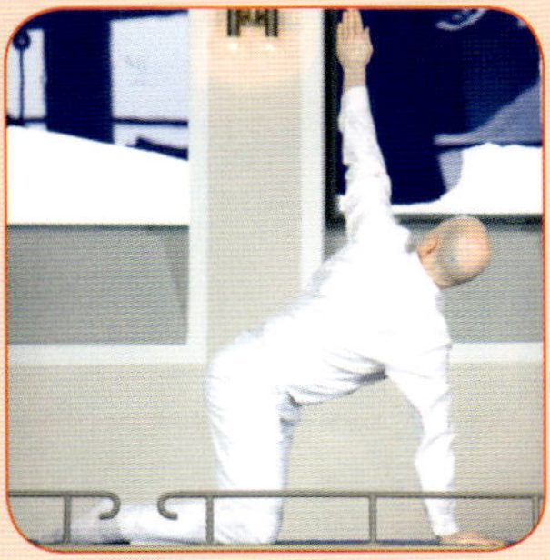

Komme in die Tischstellung, hebe den linken Arm und drehe die linke Schulter so weit es geht nach oben. Schaue über die linke Hand zur Decke. Achte darauf, dass möglichst beide Arme in einer Linie mit den Schultern sind.

Halte die Stellung und atme tief in den Bauch. Komme aus der Stellung und wiederhole auf der anderen Seite. Hebe den rechten Arm und schaue über die rechte Hand zur Decke.

Drehung der Wirbelsäule

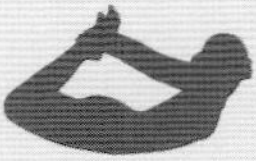

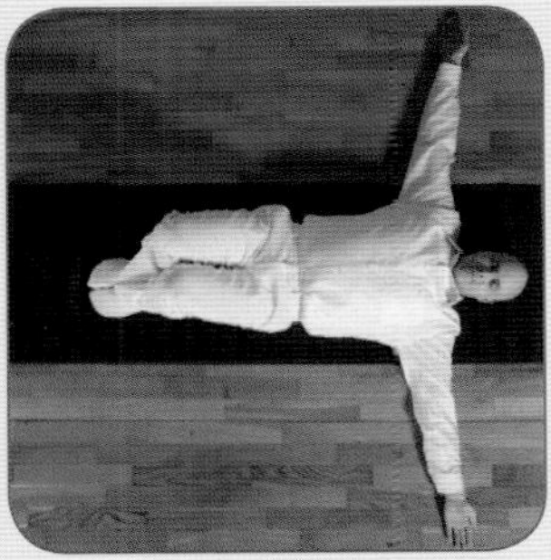

Lege dich auf den Rücken, stelle die Füße auf und lege die Arme auf Schulterhöhe auf den Boden.

Mit der Ausatmung senke die Knie langsam nach rechts und rolle den Kopf nach links.

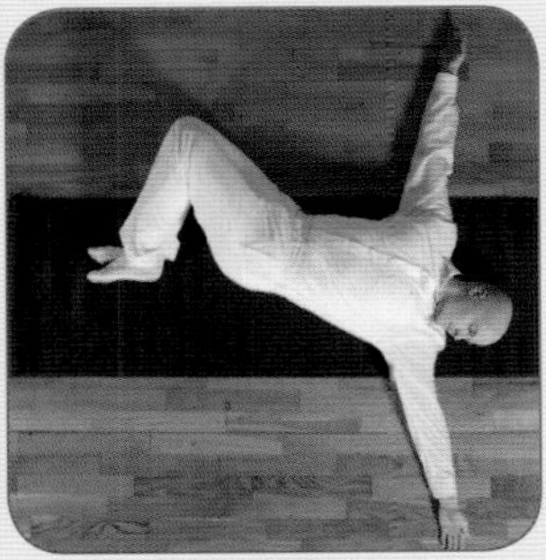

Wenn möglich bringe die Beine zum Boden. Achte darauf, dass die Beine geschlossen bleiben und beide Schultern am Boden liegen.

Nach ein paar Atemzügen lege die rechte Hand auf das linke Knie. Atme tief in den Bauch und halte die Stellung.

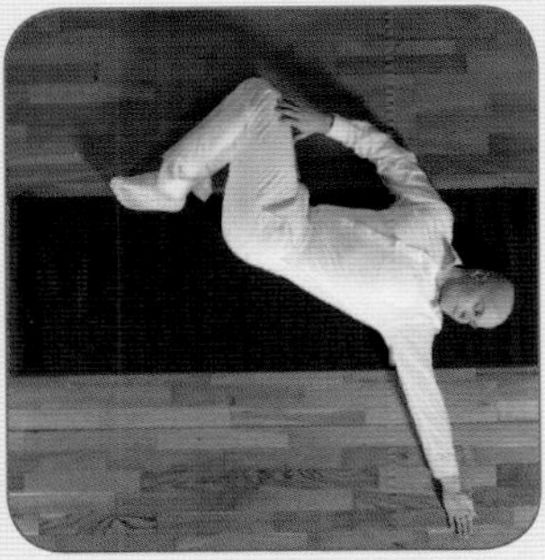

Mit der Einatmung komme aus der Stellung und wiederhole auf der anderen Seite. Bringe die Beine nach links, rolle den Kopf nach rechts und lege die linke Hand auf die Knie.

Drehung der Wirbelsäule

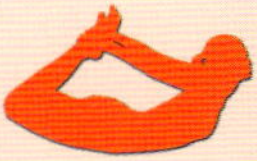

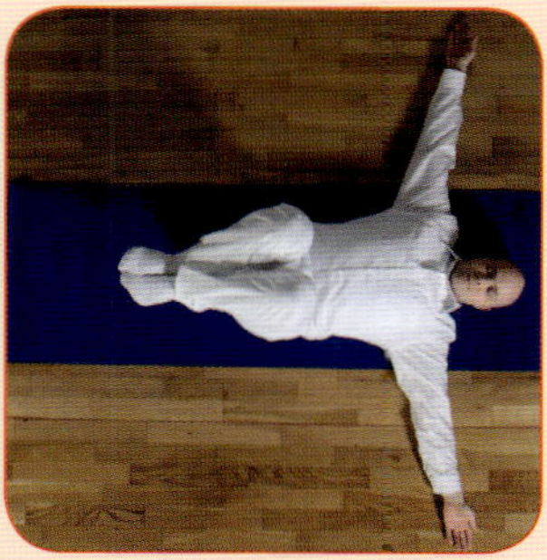

Lege dich auf den Rücken, stelle die Füße auf und lege die Arme auf Schulterhöhe auf den Boden. Hebe die Füße an, senke sie mit der Ausatmung nach rechts und rolle den Kopf nach links.

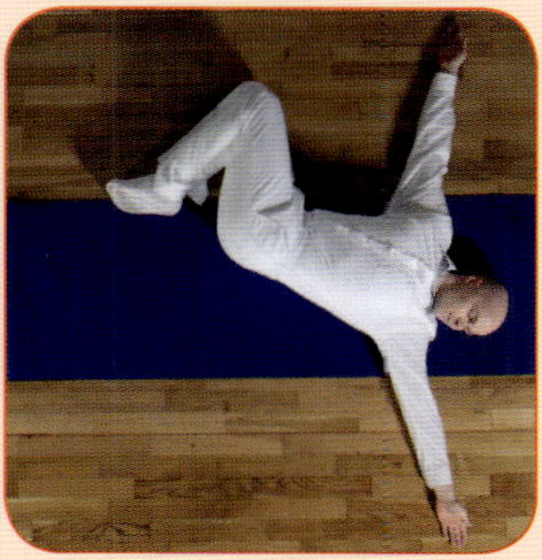

Wenn möglich bringe die Beine zum Boden. Achte darauf, dass die Beine geschlossen bleiben und beide Schultern am Boden liegen.

Nach ein paar Atemzügen lege die rechte Hand auf das linke Knie. Atme tief in den Bauch und halte die Stellung.

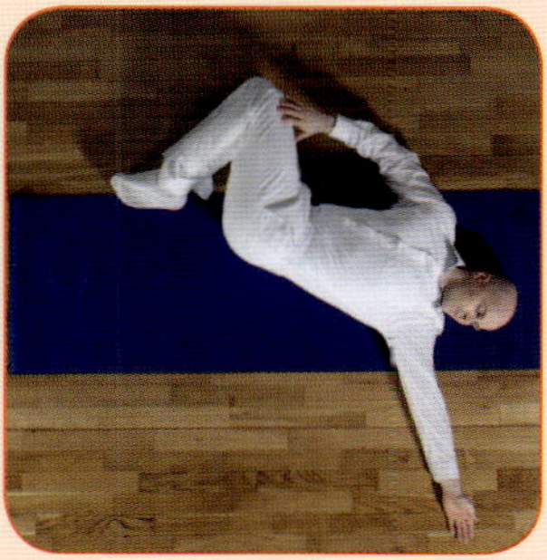

Mit der Einatmung komme aus der Stellung und wiederhole auf der anderen Seite. Bringe die Beine nach links, rolle den Kopf nach rechts und lege die linke Hand auf die Knie.

Drehung der Wirbelsäule

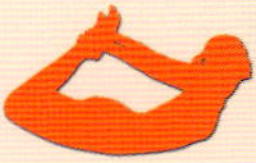

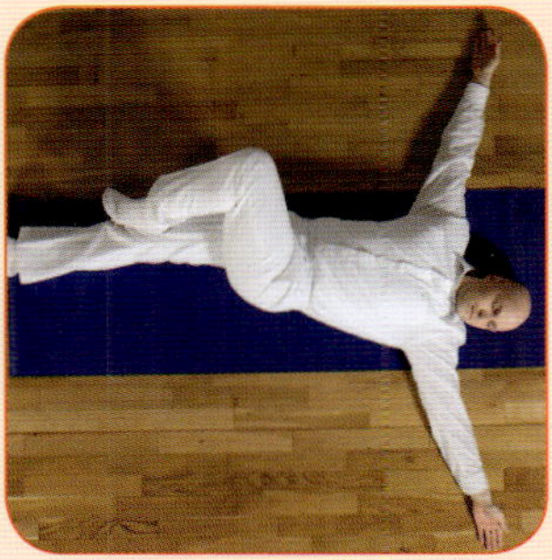

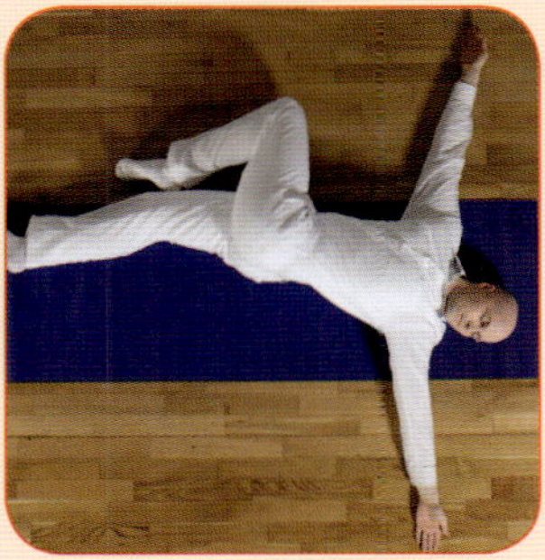

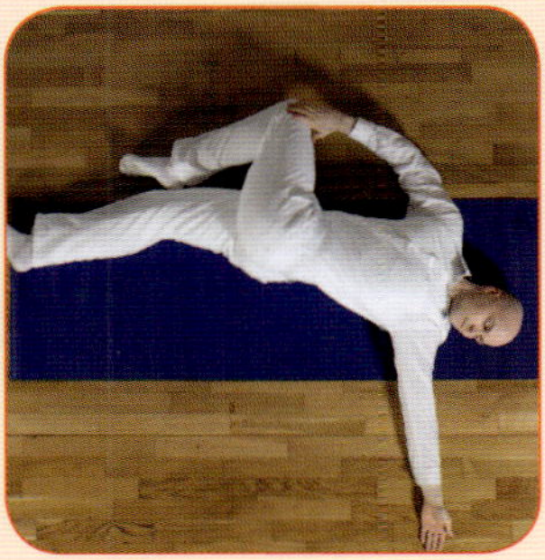

Lege dich auf den Rücken, strecke das rechte Bein aus, stelle den linken Fuß auf das rechte Knie und lege die Arme auf Schulterhöhe auf den Boden.

Mit der Ausatmung senke das linke Knie nach rechts in Richtung Boden und rolle den Kopf nach links. Achte darauf, dass die Schultern am Boden bleiben. Nach ein paar Atemzügen lege die rechte Hand auf das linke Knie und senke es etwas weiter ab.

Halte die Stellung und atme tief in den Bauch. Komme aus der Stellung und wiederhole auf der anderen Seite. Stelle den rechten Fuß auf das linke Knie, senke das rechte Bein nach links, rolle den Kopf nach rechts und lege die linke Hand auf das rechte Knie.

Entspannung

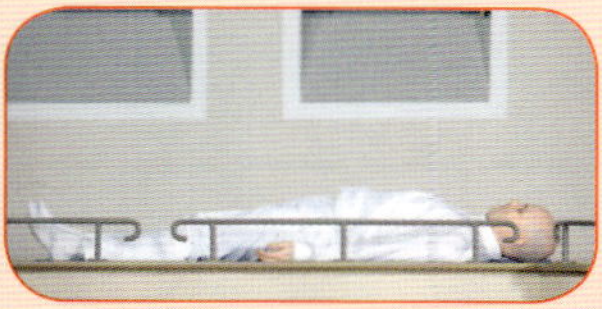

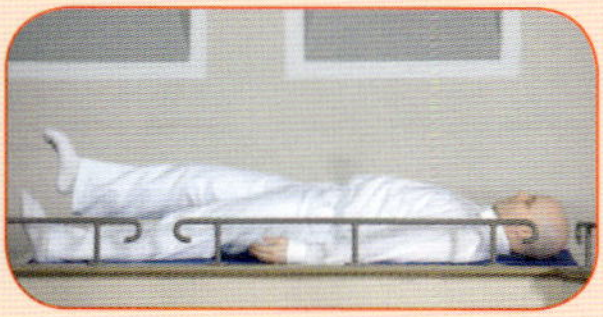

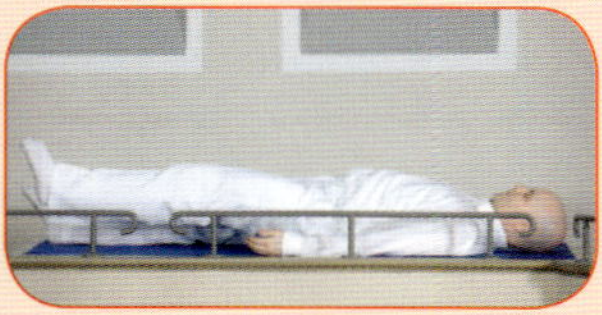

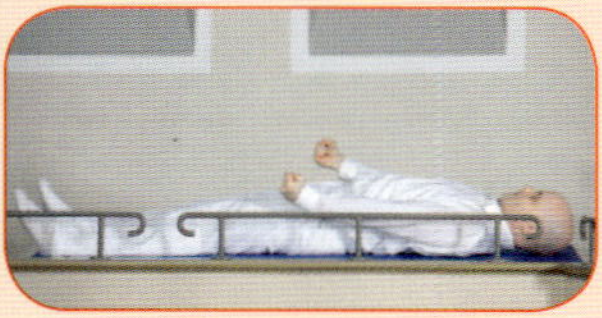

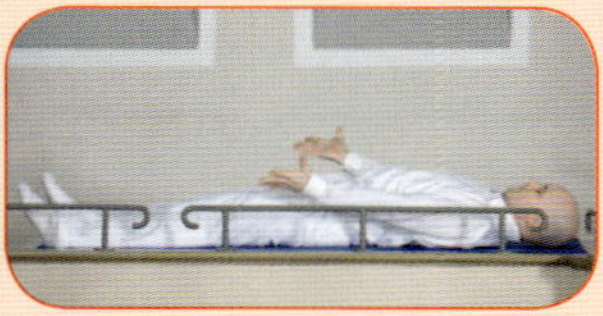

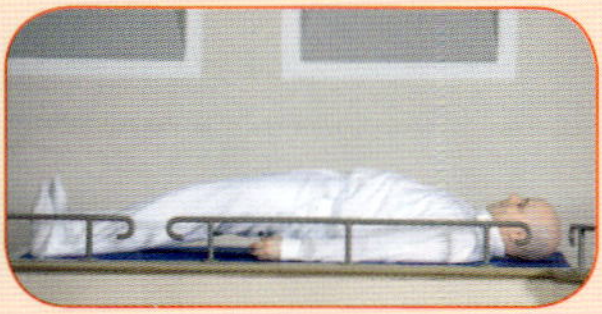

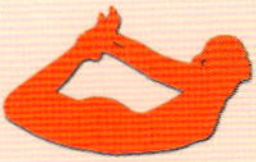

Lege dich auf den Rücken, die Beine etwa schulterweit auseinander, die Arme etwas entfernt vom Körper, Handflächen zeigen nach oben.

Schließe die Augen. Einatmen, hebe das rechte Bein, spanne es fest an. Ausatmen, lasse es fallen. Spüre die Entspannung im rechten Bein.

Wiederhole mit dem linken Bein. Einatmen, hebe beide Arme, mache Fäuste, anspannen, spreize die Finger, ausatmen, fallen lassen. Einatmen, hebe das Becken hoch, spanne das Gesäß an, ausatmen, fallen lassen.

Spüre die Entspannung im ganzen Körper, vielleicht kannst du ein leichtes Kribbeln in den Muskeln spüren oder Wärme, die sich ausbreitet. Dann vertiefe den Atem, bewege Hände und Füße und öffne die Augen.

Entspannung

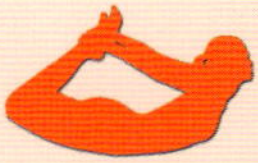

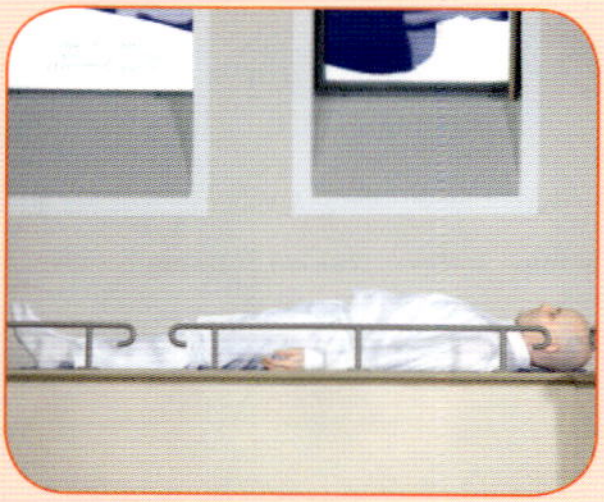

Lege dich auf den Rücken, gib die Beine etwa schulterweit auseinander, die Arme etwa 15 Zentimeter entfernt vom Körper, die Handflächen zeigen nach oben. Schließe die Augen.

Atme ein paar Mal tief ein und aus und entspanne den Körper. Gib dem Körper den Befehl, für ein paar Minuten ganz entspannt und regungslos zu bleiben, sodass er dich nicht ablenkt.

Gehe geistig durch den Körper und entspanne ihn. Lasse den Körper los. Dann ziehe den Geist zurück von allen Gedanken und Ablenkungen und richte ihn auf den Punkt zwischen den Augenbrauen, das dritte Auge. Dieser Punkt wird im Yoga als der Sitz des Bewusstseins, der Sitz der Konzentrationskraft angesehen.

Trainiere den Geist, sich auf diesen Punkt zu konzentrieren. Immer, wenn du merkst, dass der Geist abschweift, bringe ihn zurück zu diesem Punkt. Du wirst dann sehr bald das Pulsieren des Herzschlages dort fühlen. Nutze den Rhythmus des Pulsierens, um geistig OM zu wiederholen. Dadurch bleibt der Geist konzentriert und aufmerksam.

Wenn du auf diese Art übst, wirst du sehr bald in einen Zustand vollkommener Entspannung kommen, sodass du dich nach ein paar Minuten erholt, erfrischt und zufrieden fühlen wirst. Um die Übung zu beenden, vertiefe den Atem, bewege leicht Hände und Füße und öffne die Augen.

Entspannung

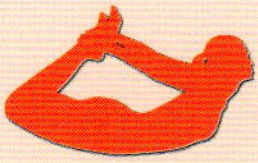

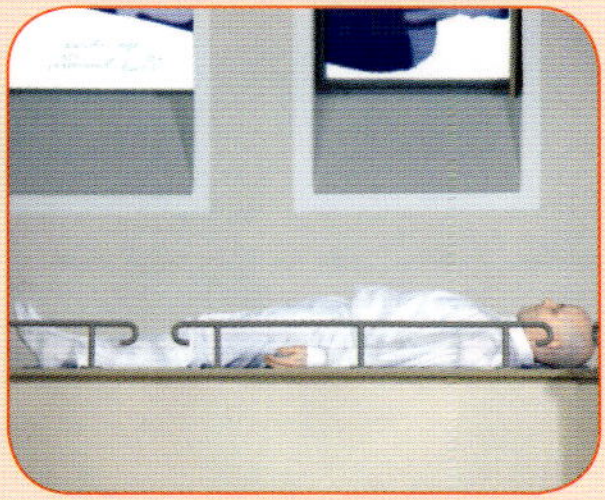

Lege dich auf den Rücken, gib die Beine etwa schulterweit auseinander, die Arme etwa 15 Zentimeter entfernt vom Körper, die Handflächen zeigen nach oben. Schließe die Augen.

Atme ein paar Mal tief ein und aus und entspanne den Körper. Gib dem Körper den Befehl, für ein paar Minuten ganz entspannt und regungslos zu bleiben, sodass er dich nicht ablenkt.

Gehe geistig durch den Körper und entspanne ihn. Lasse den Körper los. Dann richte deine Aufmerksamkeit auf den Atem. Spüre, wie er ganz natürlich ein- und ausfließt.

Spüre die Leichtigkeit des Atems und spüre, wie sich diese Leichtigkeit langsam durch den ganzen Körper ausbreitet, bis es sich so anfühlt, als ob sich der Körper vom Boden lösen wollte.

Genieße das Gefühl des „Schwebens" für ein paar Minuten. Um die Übung zu beenden, vertiefe den Atem, bewege leicht Hände und Füße und öffne die Augen.

Entspannung

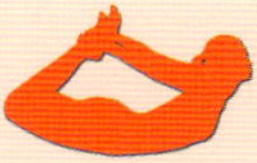

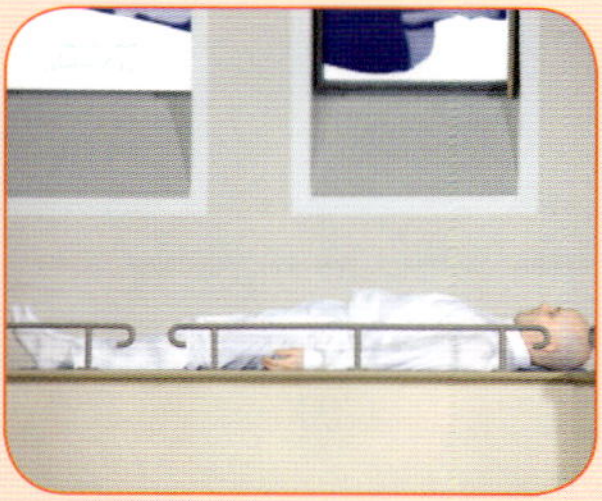

Lege dich auf den Rücken, gib die Beine etwa schulterweit auseinander, die Arme etwa 15 Zentimeter entfernt vom Körper, die Handflächen zeigen nach oben. Schließe die Augen.

Atme ein paar Mal tief ein und aus und entspanne den Körper. Gib dem Körper den Befehl, für ein paar Minuten ganz entspannt und regungslos zu bleiben, sodass er dich nicht ablenkt.

Gehe geistig durch den Körper und entspanne ihn. Lasse den Körper los. Spüre die Punkte, mit denen du auf dem Boden aufliegst. Die Fersen, Waden, Oberschenkel, Gesäß, oberer Rücken, Handrücken, Arme, Schultern, Hinterkopf. Nimm sie zunächst einzeln wahr, dann probiere sie alle auf einmal zu fühlen.

Spüre, wie es sich mit jeder Ausatmung so anfühlt, als ob diese Kontaktpunkte weicher würden und du etwas tiefer in den Boden sinkst. Achte darauf, dass der Geist ganz aufmerksam und wach bleibt. Wenn der Körper vollkommen entspannt und der Geist konzentriert bleibt, kann die göttliche Energie, das Prana, ungehindert durch dich hindurchfließen, sodass die Entspannung tief gehend und anhaltend wird.

Um die Übung zu beenden, vertiefe den Atem, bewege leicht Hände und Füße und öffne die Augen.

Entspannung

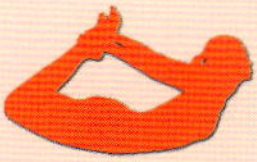

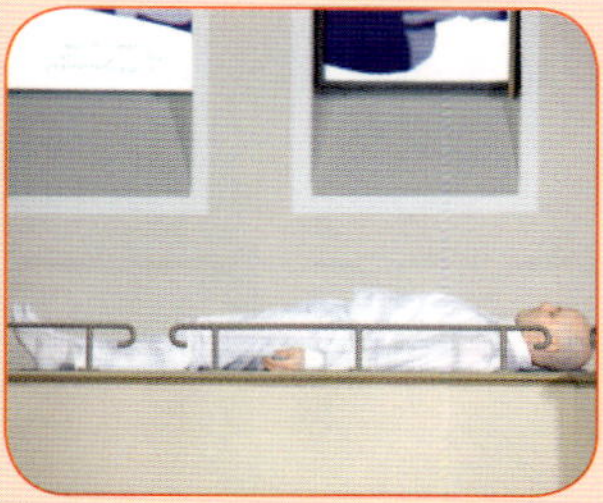

Lege dich auf den Rücken, gib die Beine etwa schulterweit auseinander, die Arme etwa 15 Zentimeter entfernt vom Körper, die Handflächen zeigen nach oben. Schließe die Augen.

Atme ein paar Mal tief ein und aus und entspanne den Körper. Gib dem Körper den Befehl, für ein paar Minuten ganz entspannt und regungslos zu bleiben, sodass er dich nicht ablenkt. Gehe geistig durch den Körper und entspanne ihn. Lasse den Körper los. Dann bringe die Aufmerksamkeit zum rechten Bein und wiederhole geistig 3-mal „rechtes Bein, ganz schwer".

Spüre, wie das rechte Bein schwer und entspannt am Boden liegt. Wiederhole mit dem linken Bein, rechtem und linkem Arm und dem Oberkörper. Spüre, wie entspannt der Körper am Boden liegt. Um die Übung zu beenden, vertiefe den Atem, bewege leicht Hände und Füße und öffne die Augen.

Es gibt keine Blockaden und Hindernisse, außer denen, die wir in unserem eigenen Geist erschaffen. Wenn wir diese Blockaden beseitigen und so Körper, Geist und Seele in Einklang bringen, erreichen wir einen Zustand absoluter Gesundheit und Zufriedenheit. Wir erleben unser innerstes Sein, die Göttlichkeit.

— Shri Yogi Hari

systemed verlag

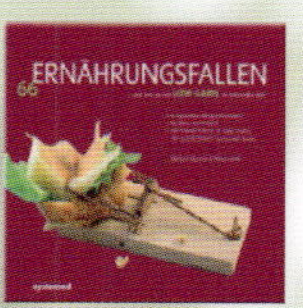

66 Ernährungsfallen
… und wie sie mit Low-Carb zu vermeiden sind.
- in typischen Alltagssituationen
- für Büro und Freizeit
- mit Einkaufsführer im Supermarkt
- mit ausführlichem Restaurant-Guide

Von Petra Linné und Barbara Gassert
978-3-927372-55-9 — 15,95 EUR

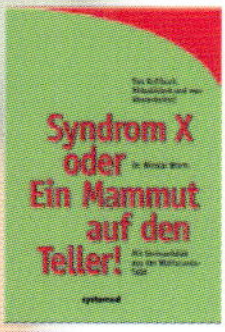

Syndrom X oder
Ein Mammut auf den Teller!
Mit Steinzeitdiät aus der Wohlstandsfalle.
Von Dr. Nicolai Worm
978-3-927372-23-8 — 19,90 EUR

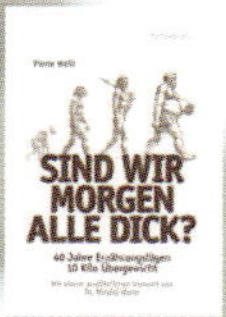

Sind wir morgen alle dick?
40 Jahre Ernährungslügen.
10 Kilo Übergewicht.
Von Pierre Weill
978-3-927372-52-8 — 15,95 EUR

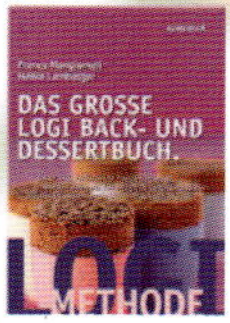

LOGI-METHODE.
Das große LOGI Back- und Dessertbuch.
Von Franca Mangiameli und Heike Lemberger
978-3-927372-66-5 — 19,95 EUR

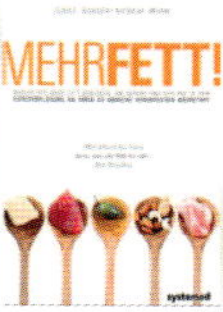

Mehr Fett!
Warum wir mehr Fett brauchen, um gesund und schlank zu sein.
Von Dr. Nicolai Worm und Ulrike Gonder
978-3-927372-54-2 — 19,95 EUR

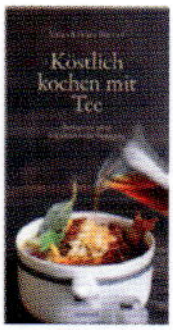

Köstlich kochen mit Tee.
Einfache und inspirierende Rezepte.
Von Tanja und Harry Bischof
978-3-927372-67-2 — 18,95 EUR

Einleitung

Yoga ist eine jahrtausendealte Wissenschaft zur Erhebung des Geistes, mit dem letztendlichen Ziel der Erleuchtung.

Es gibt viele unterschiedliche Aspekte im Yoga, die sich mit den unterschiedlichen Teilen der menschlichen Persönlichkeit befassen. Der wohl bekannteste Aspekt des Yoga ist das Hatha Yoga, da er mit der Arbeit am Körper beginnt. Wenn man diesen Weg mit dem Ziel der höchsten Erleuchtung beschreitet, so erfordert er sehr viel Einsatz, genau genommen den ganzen Tag, jeden Tag.

Die meisten Menschen üben Hatha Yoga jedoch nicht mit dem Ziel der Erleuchtung, sondern weil sie ihren Gesundheitszustand verbessern wollen, eine tiefe anhaltende Entspannung suchen oder ihre Konzentrationskraft steigern wollen. Mit diesem Ziel im Sinne lässt sich die Zeit, die man investieren muss, deutlich reduzieren. Natürlich gilt auch hier „je mehr, desto besser", aber man hat ja nicht immer die Zeit, oder Lust, ein paar Stunden am Tag zu üben.

In meiner eigenen Praxis muss ich immer wieder feststellen, wie wertvoll sich die kleinen Übungseinheiten zwischendurch erweisen. Körper und Geist brauchen immer wieder kleine Pausen zum Entspannen und Regenerieren. Wenn man diese Pausen sinnvoll mit kleinen Yogaübungseinheiten nutzt, wird sich das sehr positiv auf die Konzentrationskraft auswirken und Verspannungen vorbeugen.

Brahmadev Marcel Anders-Hoepgen

Brahmadev Marcel Anders-Hoepgen praktiziert Yoga und Meditationstechniken schon seit früher Kindheit. Nach dem Studium der Musik konzertierte er viele Jahre als klassischer Gitarrist. Yoga und Meditation halfen ihm sehr bei dem Umgang mit Stress und Lampenfieber.

Sein Verlangen, diese Lehre in ihrer Tiefe zu ergründen wurde so groß, dass er seinen Beruf als Musiker aufgab und der Einladung seines Gurus Shri Yogi Hari folgte, bei ihm zu leben und zu lernen. Seitdem widmet er sein ganzes Leben dem Yoga. 2004 verlieh ihm Shri Yogi Hari den Titel „Sampoorna Yoga Meister".

Richtiges Sitzen

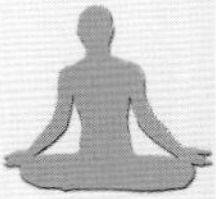

Um die Wirbelsäule aufrecht halten zu können, musst du zunächst dafür sorgen, dass die Knie tiefer sind als die Hüften.

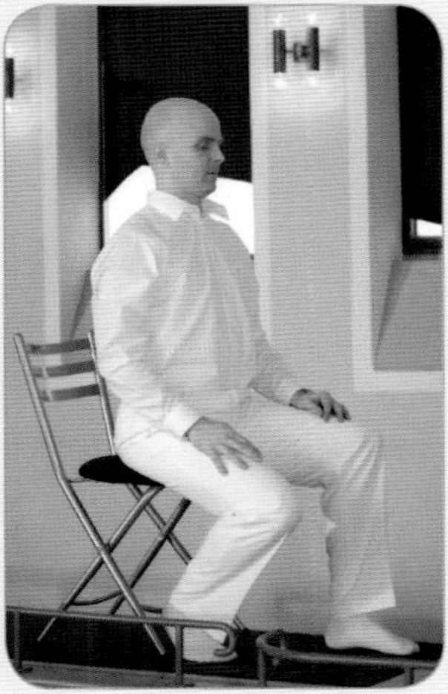

Dadurch wird es dir leichter fallen, das Becken etwas nach vorne zu rollen, als ob du das Steißbein ein paar Millimeter vom Stuhl hochrollen wolltest. Durch diese Bewegung richtet sich der untere Rücken auf, wodurch der Rest der Wirbelsäule relativ mühelos gerade bleiben kann.

Am Anfang wird die Rückenmuskulatur schnell ermüden, aber das gibt sich nach ein paar Tagen. Du kannst die Bewegung des Beckens etwas unterstützen, indem du einen Fuß flach auf den Boden stellst und den anderen etwas nach hinten ziehst, sodass das Knie nach unten sinkt.

Achte darauf, dass die Schultern möglichst entspannt sind und das Kinn leicht Richtung Brustbein sinkt, sodass auch der Nacken aufrecht ist. Probiere, wenn möglich immer öfter so zu sitzen, bis es ganz natürlich wird.

Atemübung

Aufwärmübung für die Atemübungen.
Sitze aufrecht und strecke mit der Einatmung die Arme zur Seite.

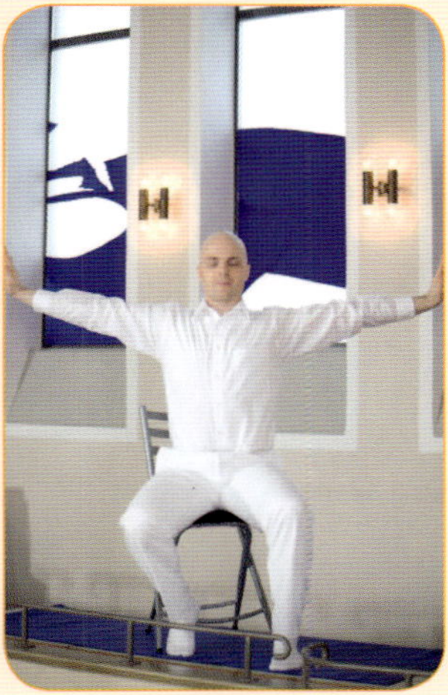

Halte den Atem an, stelle dir vor, dass du die Wände auseinanderdrücken möchtest, sodass du etwas Spannung in den Armen und dem Brustkorb erzeugst.

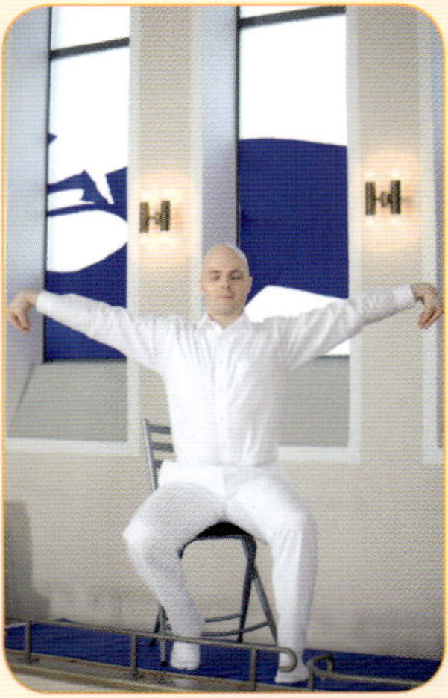

Beuge die Finger nach unten zu den Handgelenken und wieder hoch. Wiederhole die Bewegung 2- bis 3-mal.

Mit der Ausatmung bringe die Hände vor der Brust zusammen. Wiederhole die Übung 2- bis 3-mal.

Atemübung

Aufwärmübung für die Atemübungen.
Sitze aufrecht und strecke mit der Einatmung die Arme nach oben.

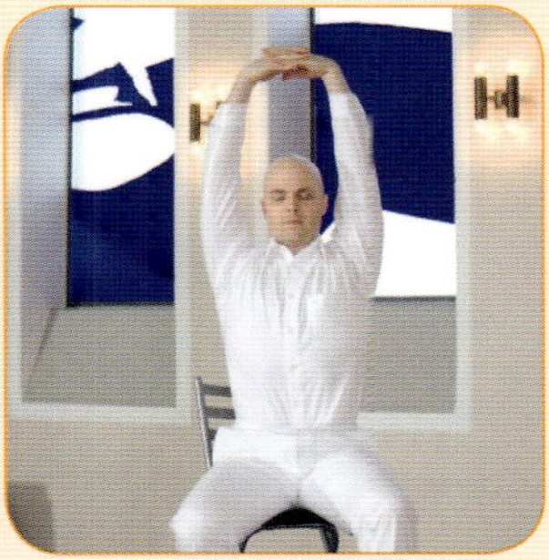

Verschränke die Finger ineinander und strecke dich hoch, um die Wirbelsäule zu dehnen.

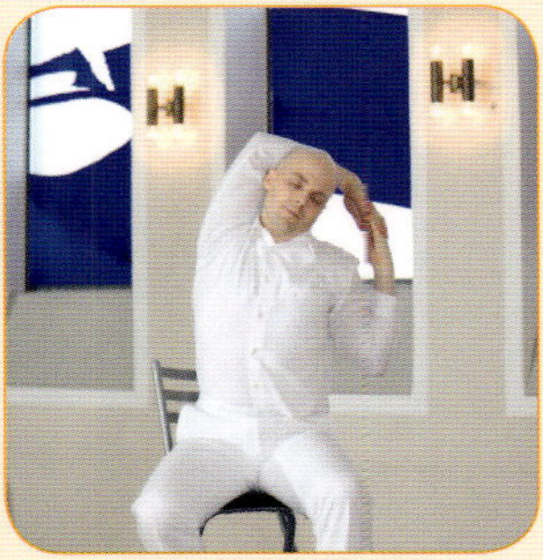

Halte den Atem an und bringe die Hände zur linken Schulter, spüre die Dehnung in der rechten Seite des Brustkorbs.

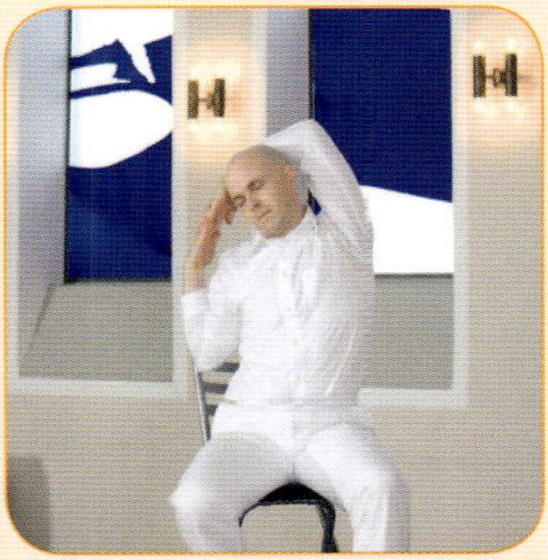

Atme aus, mit der nächsten Einatmung strecke die Arme wieder hoch, halte den Atem und wiederhole die Übung auf der anderen Seite.

Atemübung

Aufwärmübung für die Atemübungen.
Sitze aufrecht und strecke mit der Einatmung die Arme hoch.

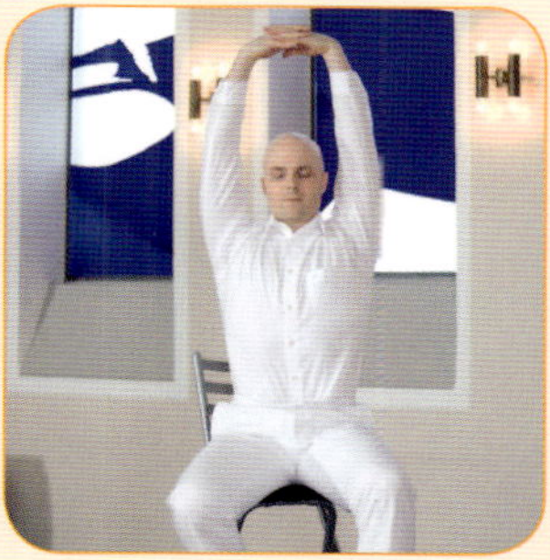

Verschränke die Finger ineinander und lege die Hände an den Hinterkopf.

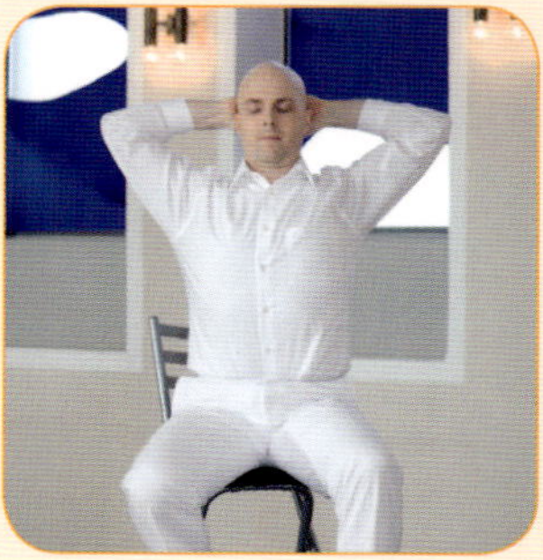

Bewege den Oberkörper von Seite zu Seite und lockere so die Muskulatur in Brustkorb, Schultern und Nacken. Atme dabei tief in den Bauch.

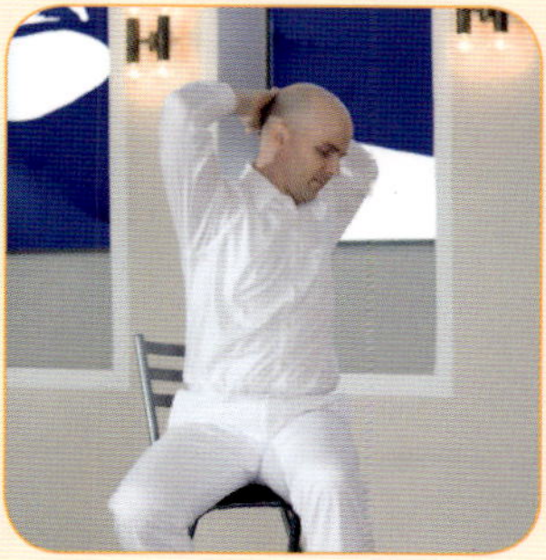

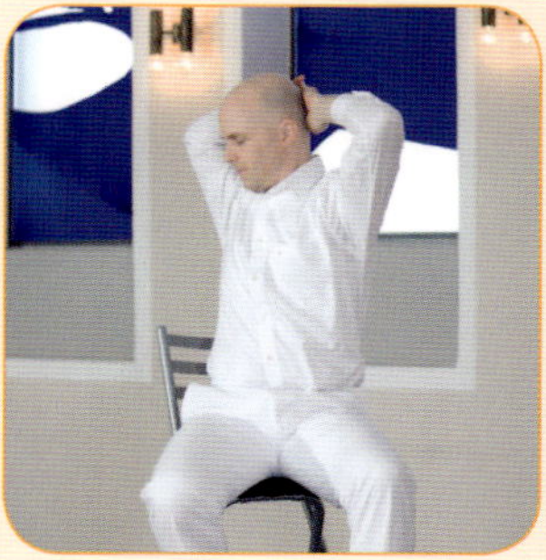

Atemübung

Bauchatmung.
Sitze aufrecht und lege eine Hand auf den Bauch.

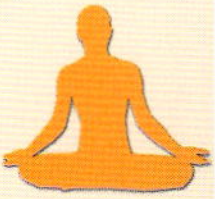

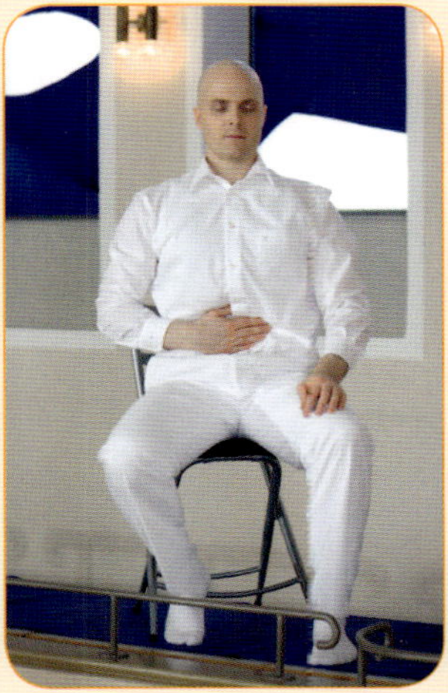

Mit der Ausatmung ziehe den Bauch in Richtung Wirbelsäule. Du kannst diese Bewegung anfangs etwas unterstützen, indem du den Bauch mit der Hand sanft nach innen drückst.

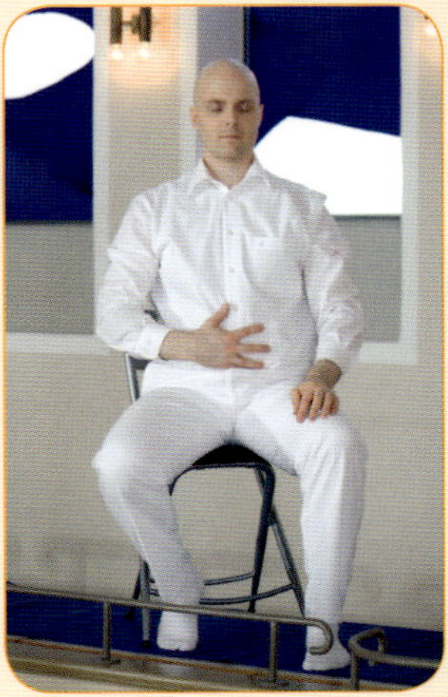

Mit der Einatmung wölbe den Bauch nach außen. Stelle einen Atemrhythmus her, sodass du etwa 3 bis 4 Sekunden lang einatmest und 3 bis 4 Sekunden lang ausatmest.

Zähle geistig die Sekunden der Ein- und Ausatmung, dadurch bleibt der Geist fokussiert und aufmerksam. Du kannst diese Art des Atmens auch während des normalen Tagesablaufes üben, bis sie zu deiner normalen Atmung wird.

Atemübung

Volle Yogaatmung.
Sitze aufrecht und lege eine Hand auf den Bauch.

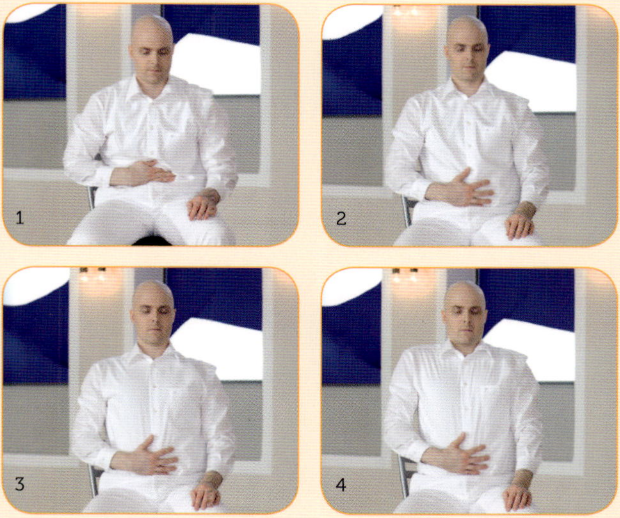

Mit der Ausatmung ziehe den Bauch in Richtung Wirbelsäule und runde den Rücken etwas ein, sodass du noch mehr Luft aus den Lungen pressen kannst. Mit der Einatmung richte den Rücken wieder auf und wölbe den Bauch nach außen. Atme weiter ein, weite den Brustkorb, fülle ihn mit Luft, atme noch weiter ein und hebe die Schultern leicht an, um die Lungen maximal zu füllen.

Mit der Ausatmung senke zunächst die Schultern, dann entspanne den Brustkorb, ziehe den Bauch in Richtung Wirbelsäule und runde den Rücken etwas ein. Stelle hierbei einen Atemrhythmus her, sodass du etwa 6 Sekunden lang ein- und ausatmest.

Wiederhole 4- bis 6-mal.

Die Yogis sagen, dass zwischen Atem und Geist eine direkte Verbindung besteht.

Wenn der Geist unruhig ist, ist der Atem unruhig und umgekehrt.

Deshalb kann man über kontrolliertes Atmen den Geist zur Ruhe bringen.

Übung für die Augen

Setze dich aufrecht hin und achte darauf, dass du den Kopf während der Augenübungen regungslos hältst, sodass sich nur die Augen bewegen.

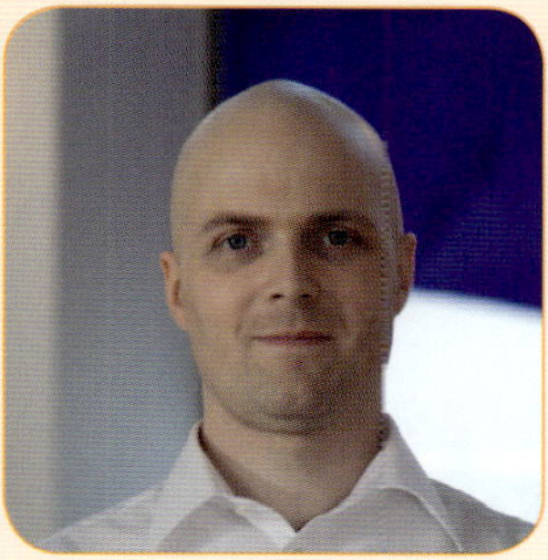

Schaue entspannt geradeaus.

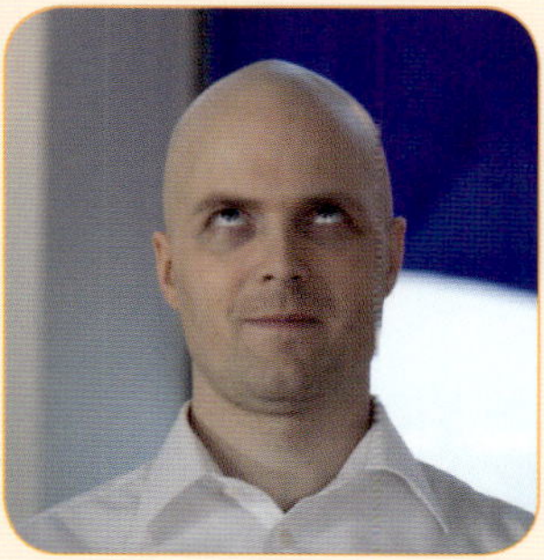

Dann schaue so weit es geht nach oben, ohne den Kopf zu bewegen und dann so weit es geht nach unten.

Wiederhole 6-mal, dann bringe die Augen zurück zur Mitte, atme tief ein und schließe die Augen.

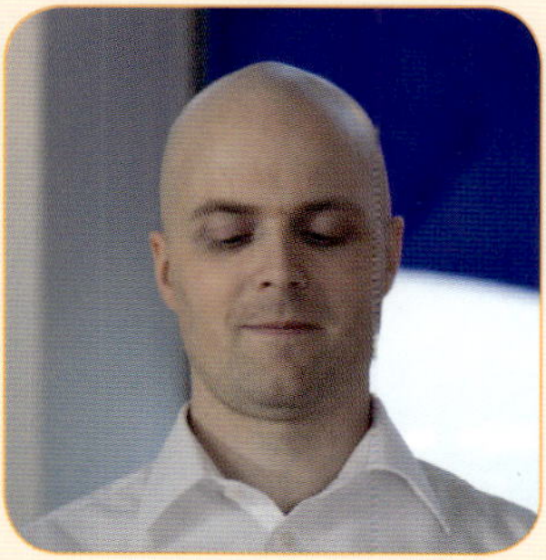

Halte den Atem kurz an und konzentriere dich auf die Augen und entspanne sie. Ausatmen, öffne die Augen.

Übung für die Augen

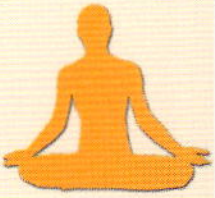

Setze dich aufrecht hin und achte darauf, dass du den Kopf während der Augenübungen regungslos hältst, sodass sich nur die Augen bewegen.

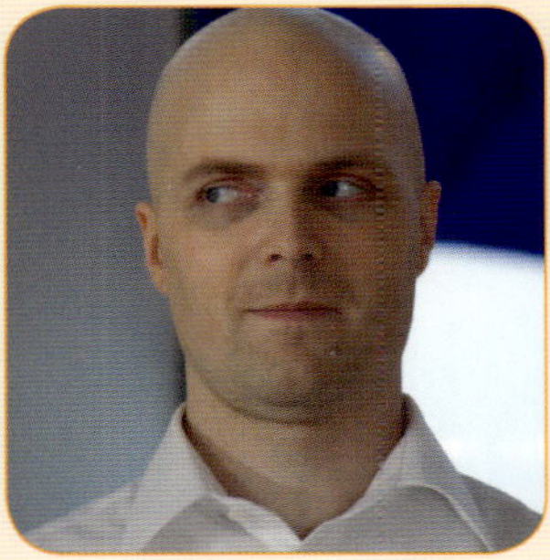

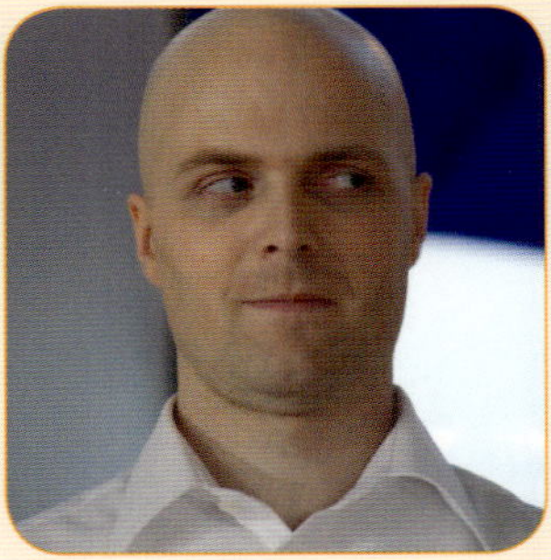

Schaue so weit es geht nach rechts und links. Wiederhole 6-mal, dann bringe die Augen zurück zur Mitte, atme tief ein und schließe die Augen.

Halte den Atem kurz an und konzentriere dich auf die Augen und entspanne sie. Ausatmen, öffne die Augen.

Übung für die Augen

Setze dich aufrecht hin und achte darauf, dass du den Kopf während der Augenübungen regungslos hältst, sodass sich nur die Augen bewegen.

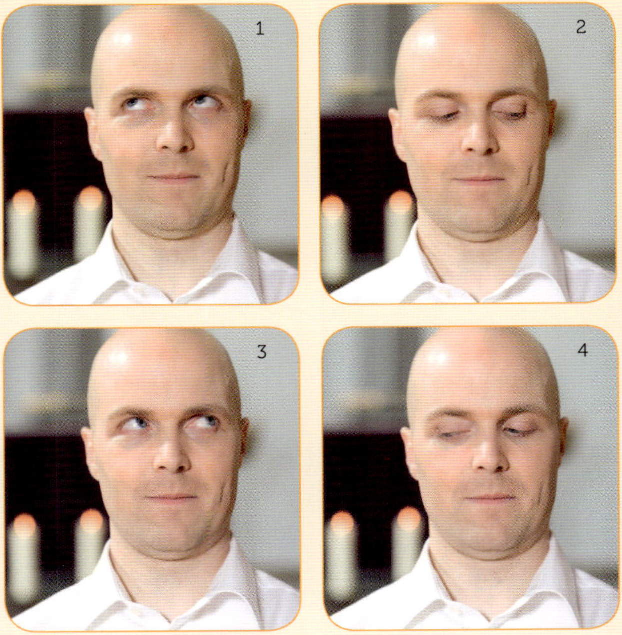

Mache diagonale Bewegungen mit den Augen. Schaue nach oben rechts, unten links. Wiederhole 6-mal, dann wechsle die Seite.

Schaue nach oben links und unten rechts. Wiederhole 6-mal, dann bringe die Augen zurück zur Mitte, atme tief ein und schließe die Augen. Halte den Atem kurz an und konzentriere dich auf die Augen und entspanne sie. Ausatmen, öffne die Augen.

Übung für die Augen

Setze dich aufrecht hin und achte darauf, dass du den Kopf während der Augenübungen regungslos hältst, sodass sich nur die Augen bewegen.

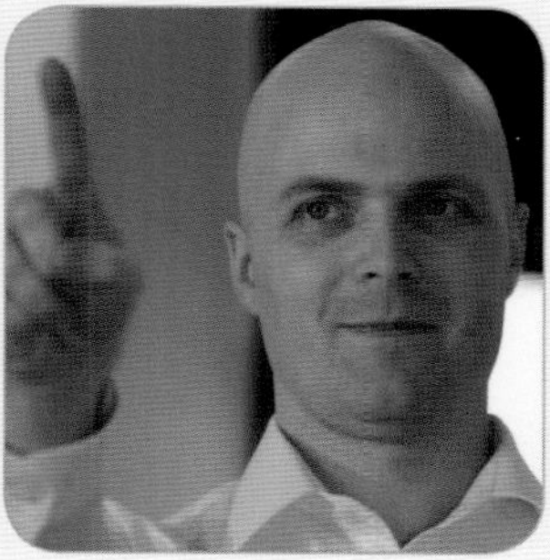

Hebe einen Arm und strecke den Zeigefinger. Schaue auf die Fingerspitze, dann male mit dem Zeigefinger einen großen Kreis in die Luft und folge mit den Augen.

Auf diese Art wirst du die Augen ganz gleichmäßig kreisen und so die gesamte Augenmuskulatur beanspruchen.

Kreise zunächst 3-mal im Uhrzeigersinn, dann wechsle die Richtung und kreise 3-mal gegen den Uhrzeigersinn. Dann bringe die Augen zurück zur Mitte, atme tief ein und schließe sie.

Übung für die Augen

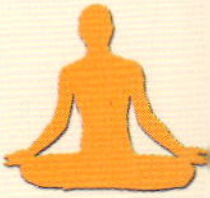

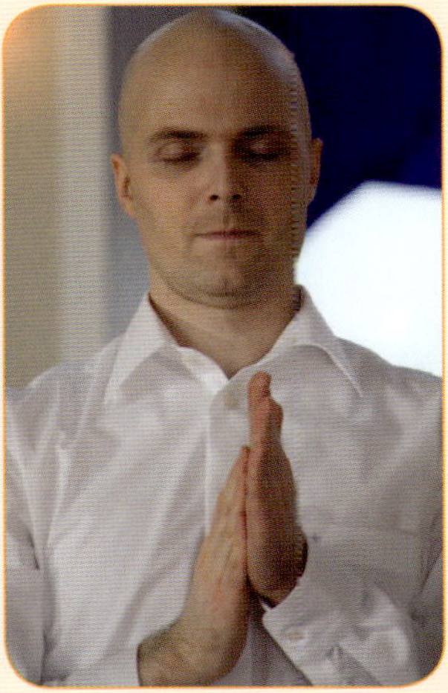

Reibe die Handflächen fest aufeinander, sodass Hitze zwischen den Händen entsteht.

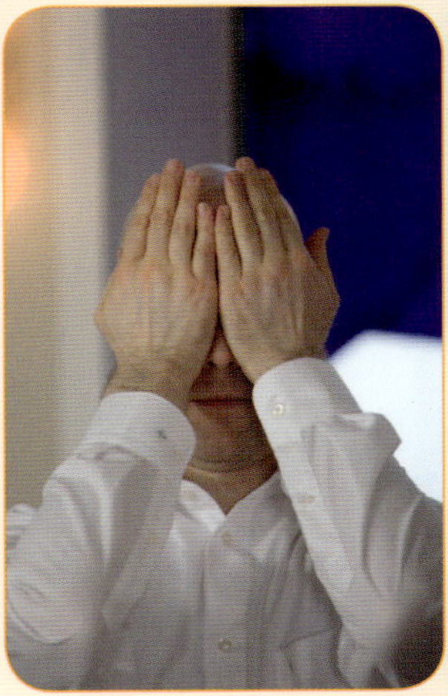

Lege die erwärmten Handflächen auf die geschlossenen Augen. Spüre, wie Dunkelheit und Wärme die Augen entspannen. Wiederhole noch 1-mal.

Dann bringe die Fingerspitzen zu den Augen und reibe leicht von innen nach außen. Massiere so die Augen und löse Spannungen aus der Augenmuskulatur.

Übung für die Augen

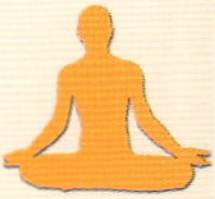

Öffne die Augen, hebe einen Arm und strecke den Zeigefinger aus.

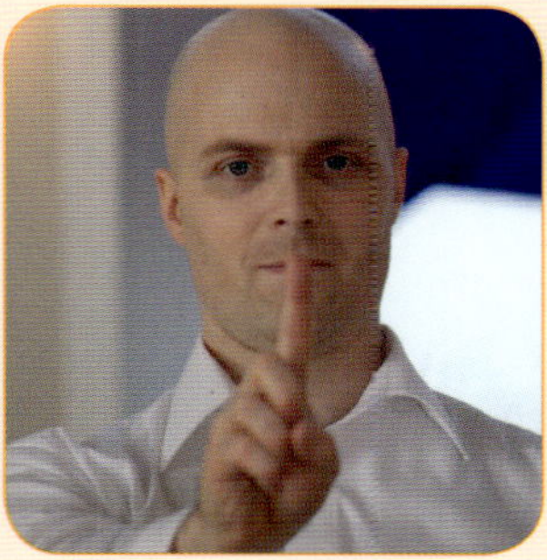

Schaue auf die Fingerspitze, halte den Blick auf die Fingerspitze gerichtet und probiere während dieser Übung nicht zu blinzeln.

Dann bringe den Finger langsam zur Nasenspitze, schaue dabei weiter auf die Fingerspitze, bis du die Nase berührst. Strecke den Arm langsam wieder aus, folge mit den Augen.

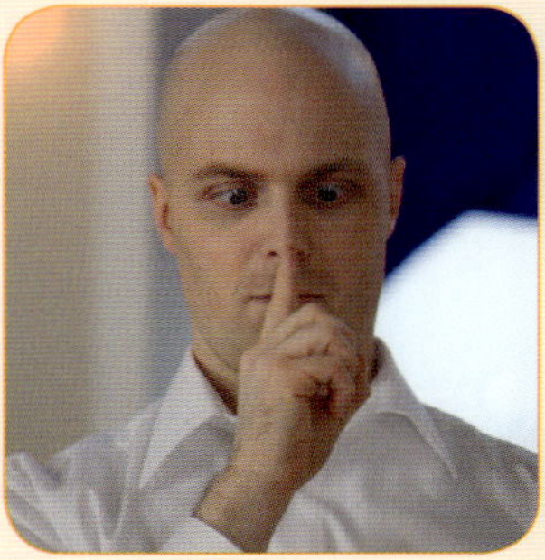

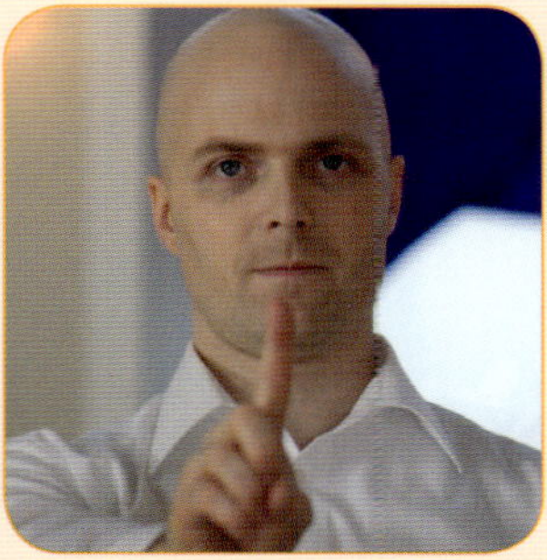

Dann schaue in die Unendlichkeit. Schaue wieder auf die Fingerspitze und wiederhole die Übung noch 1-mal.

Durch regelmäßiges Training der Augenmuskulatur kannst du Kopfschmerzen vorbeugen und die Sehkraft länger erhalten.

Übung für den Nacken

Setze dich aufrecht hin und achte darauf, dass der Rücken während der Übungen aufrecht bleibt.

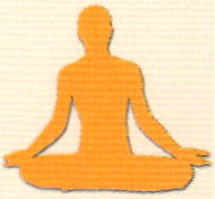

Beuge den Kopf nach vorne und zurück. Wiederhole 4- bis 6-mal, dann bringe den Kopf zurück zur Mitte.

Mache die Bewegung nur so groß, wie es sich gut anfühlt.

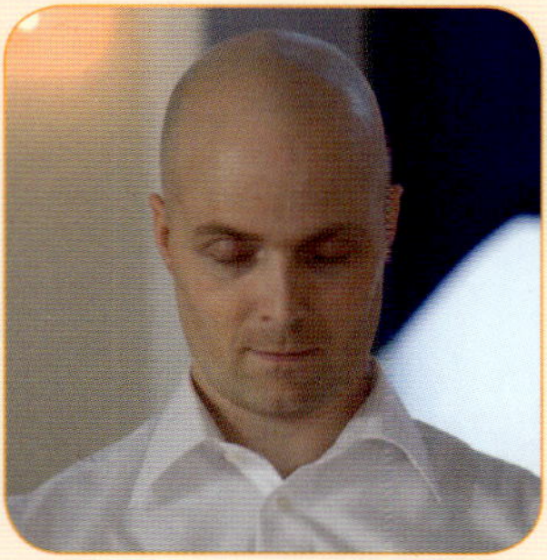

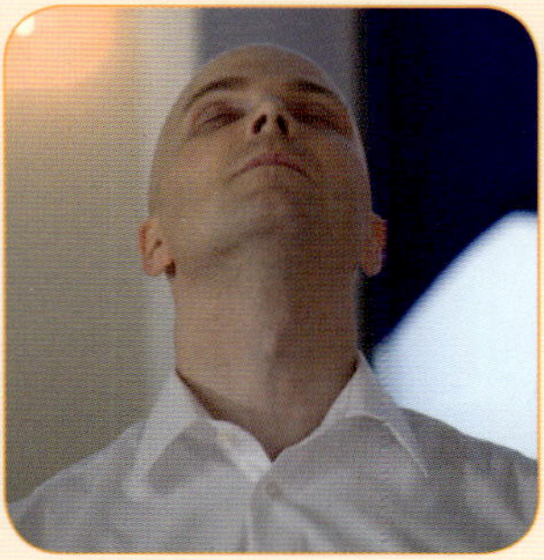

Übung für den Nacken

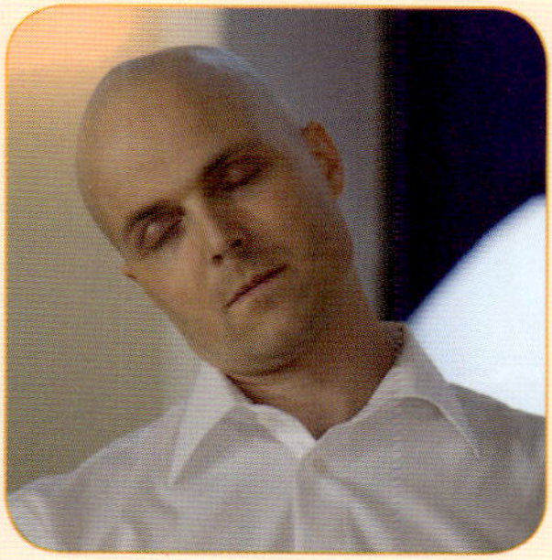

Setze dich aufrecht hin und beuge den Kopf nach rechts und links.

Achte dabei darauf, dass die Schultern entspannt bleiben. Wiederhole 4-mal, dann bringe den Kopf zurück zur Mitte.

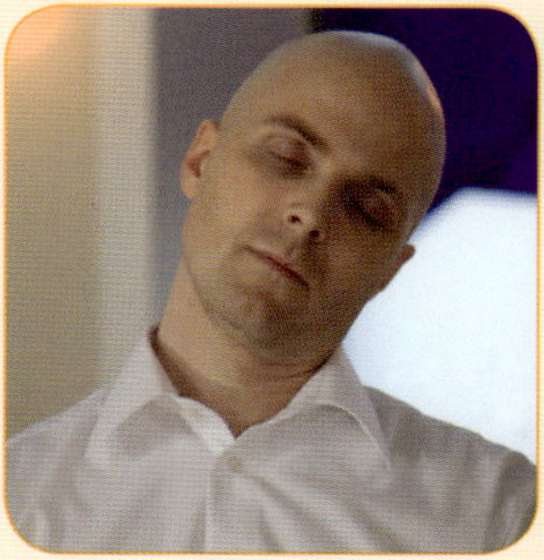

Übung für den Nacken

Setze dich aufrecht hin und beuge den Kopf nach vorne, dann kreise ihn leicht im Uhrzeigersinn.

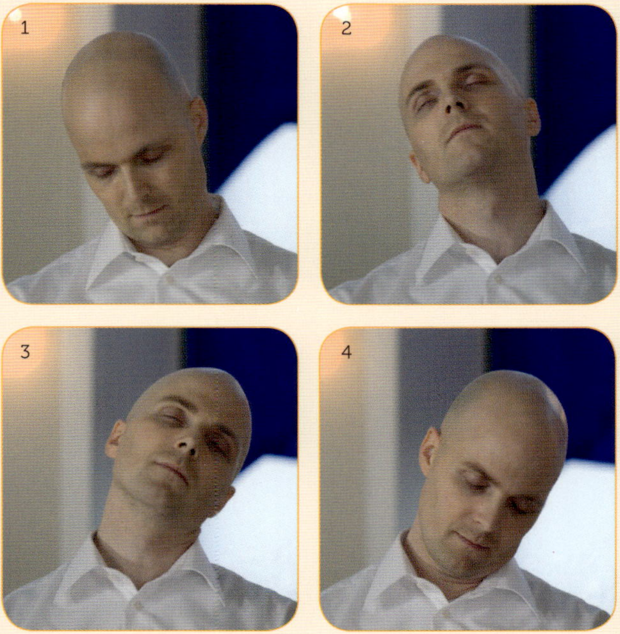

Du kannst hierbei die Bewegung mit dem Atemrhythmus synchronisieren, sodass du den Kopf mit der Einatmung nach hinten rollst und mit der Ausatmung nach vorne.

Wiederhole 2-mal, dann wechsle die Richtung. Wiederhole auch hier 2-mal, dann bringe den Kopf zurück zur Mitte.

Übung für den Nacken

Setze dich aufrecht hin und schaue mit geschlossenen Augen über die rechte Schulter, dann nach links.

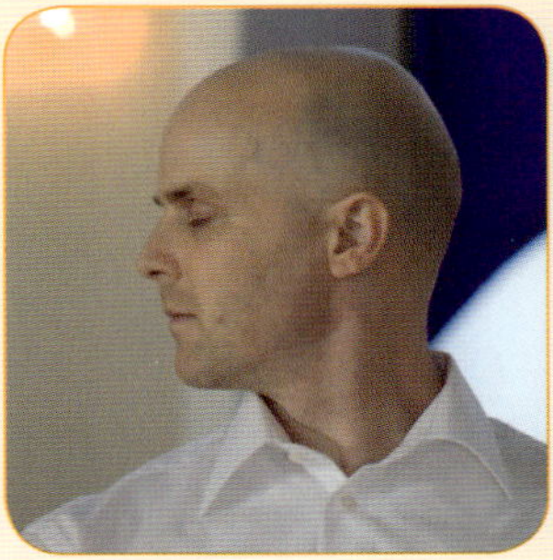

Achte dabei darauf, dass das Kinn möglichst parallel zum Boden bleibt.

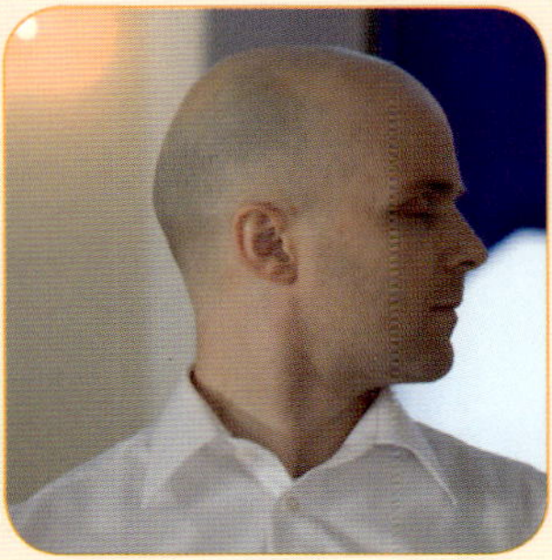

Wiederhole 4- bis 6-mal, dann komme zurück zur Mitte.

Übung für den Nacken

Setze dich aufrecht hin und lege die rechte Hand über dem Ohr an den Kopf.

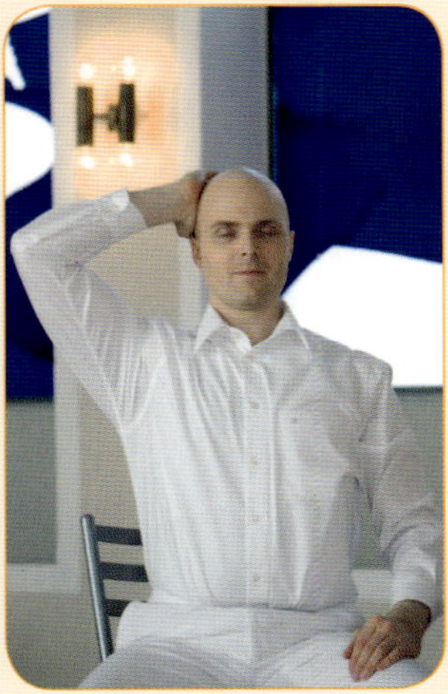

Mit der Ausatmung drücke langsam mit der Hand gegen den Kopf und mit dem Kopf gegen die Hand, sodass die seitliche Nackenmuskulatur angespannt wird, ohne dass sich der Kopf bewegt.

Atme tief weiter in den Bauch und halte die Spannung. Löse die Spannung langsam auf und wiederhole auf der anderen Seite.

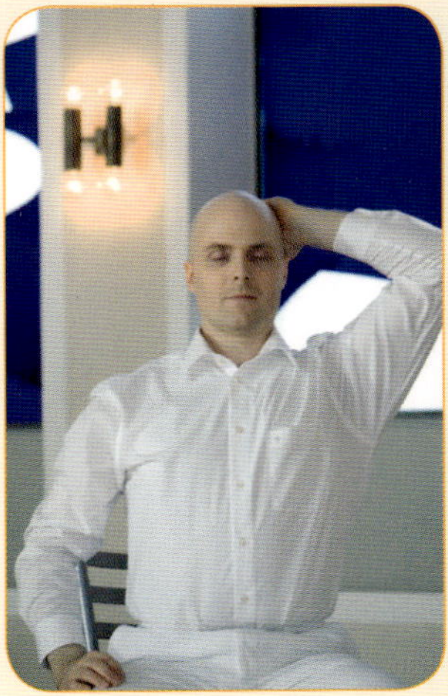

Übung für den Nacken

Setze dich aufrecht hin und lege eine Hand auf die Stirn und erhöhe mit der Ausatmung langsam den Druck gegen den Kopf.

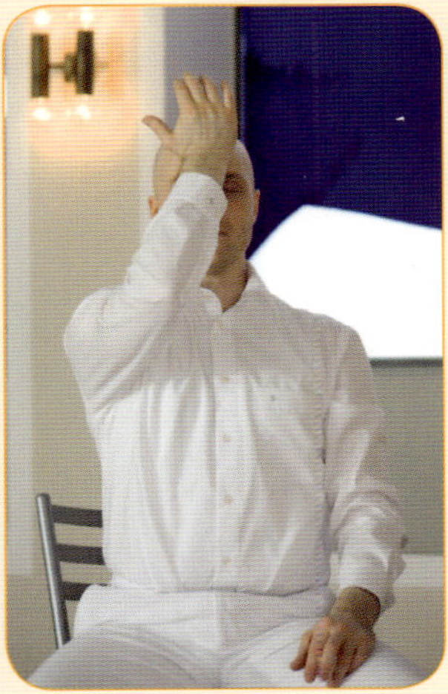

Halte die Spannung und atme tief weiter. Löse die Spannung langsam auf und senke die Hand.

Übung für den Nacken

Setze dich aufrecht hin und verschränke die Hände hinter dem Kopf, sodass die Ellbogen nach vorne zeigen.

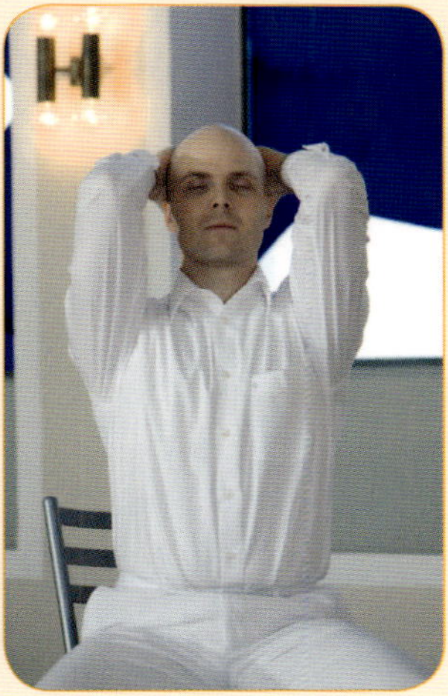

Mit der Ausatmung ziehe die Ellbogen langsam nach vorne, ohne den Kopf zu bewegen. Halte die Spannung und atme tief weiter. Löse die Spannung langsam auf und senke die Hände.

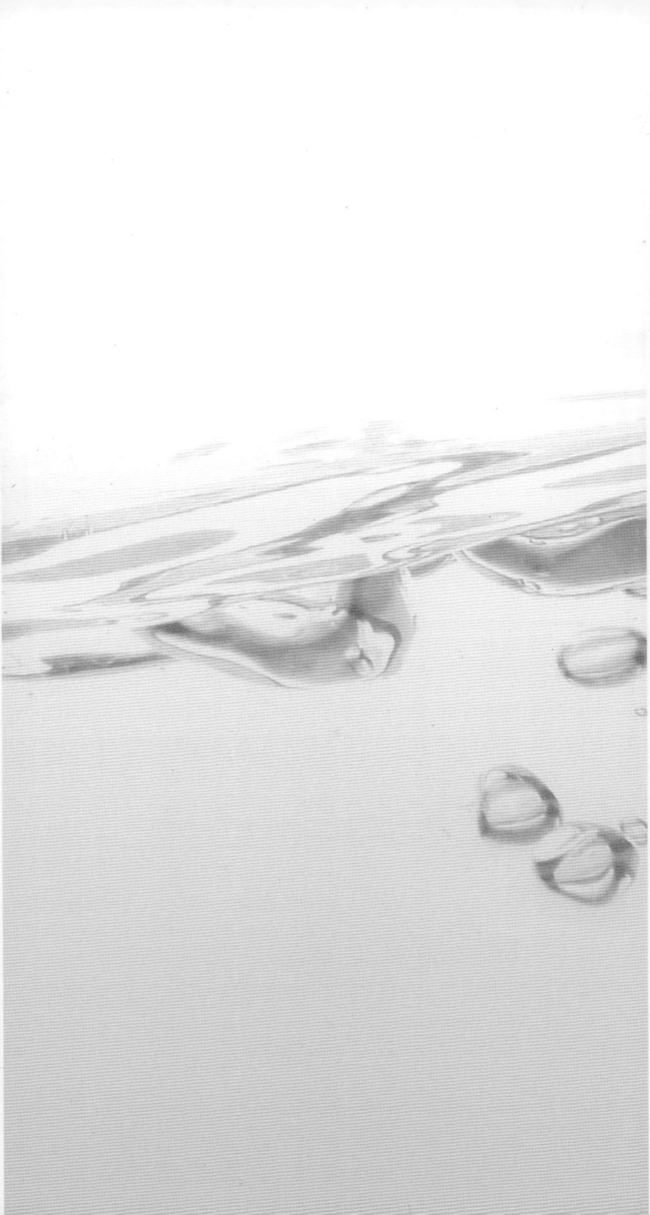

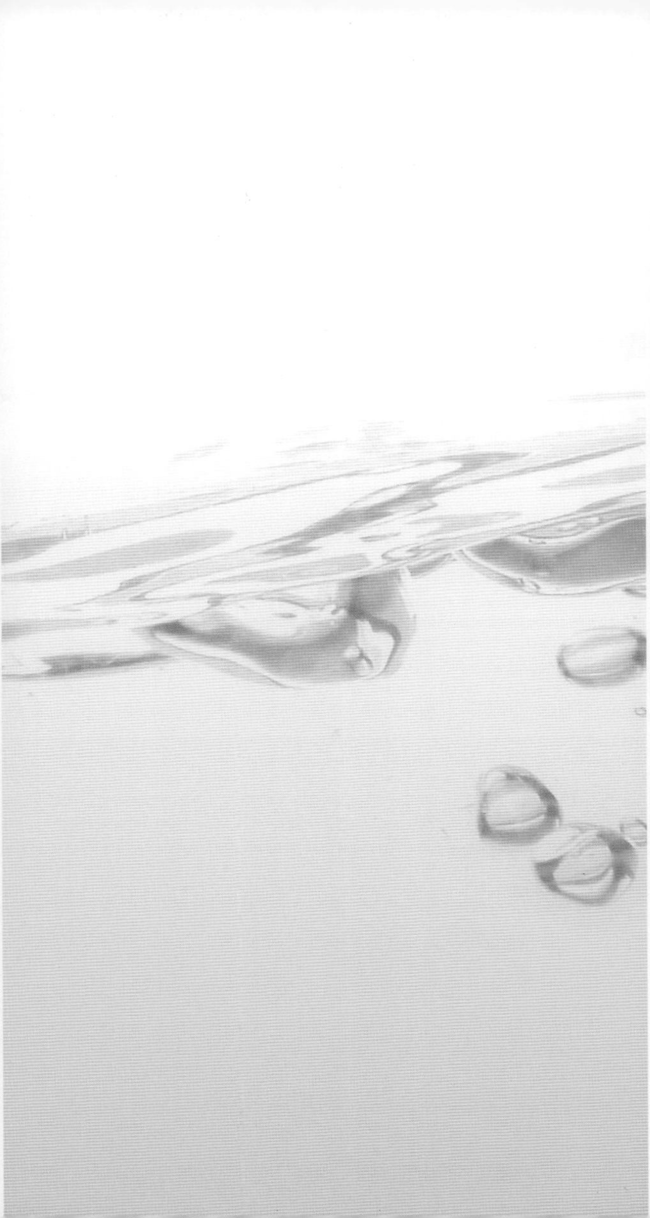

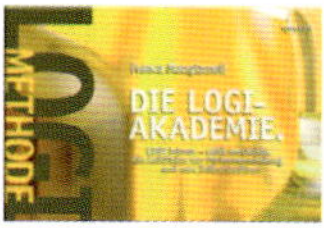

-FÜR- FACH KREISE

1:1 VORTRAG

LOGI-METHODE.
Die LOGI-Akademie.
LOGI lehren – LOGI verstehen.
Ein Leitfaden zur Patientenschulung und zum Selbststudium.
Von Franca Mangiameli
978-3-927372-59-7 — 48,00 EUR

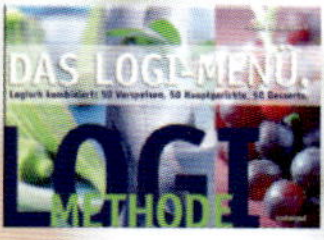

LOGI-METHODE.
Das LOGI-Menü.
Logisch kombiniert: 50 Vorspeisen, 50 Hauptgerichte, 50 Desserts.
Von Franca Mangiameli
978-3-927372-60-3 — 29,95 EUR

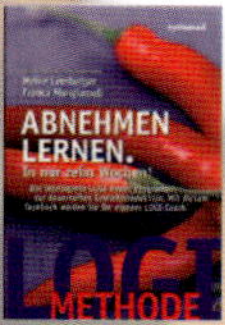

LOGI-METHODE.
Abnehmen lernen.
In nur zehn Wochen!
Das intelligente LOGI-Power-Programm zur dauerhaften Gewichtsreduktion. Mit diesem Tagebuch werden Sie Ihr eigener LOGI-Coach!
Von Heike Lemberger und Franca Mangiameli
978-3-927372-46-7 — 18,95 EUR

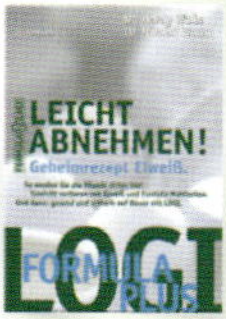

Leicht abnehmen!
Geheimrezept Eiweiß.
So werden Sie die Pfunde sicher los! Gewicht verlieren mit Eiweiß und Formula-Mahlzeiten. Und dann: gesund und schlank auf Dauer mit LOGI.
Von Dr. Hardy Walle und Dr. Nicolai Worm
978-3-927372-39-9 — 19,95 EUR

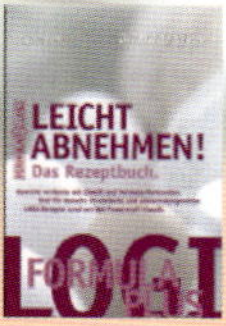

Leicht abnehmen!
Das Rezeptbuch.
Gewicht verlieren mit Eiweiß und Formula-Mahlzeiten.
Und für danach: 70 einfache und abwechslungsreiche LOGI-Rezepte rund um den Powerstoff Eiweiß.
Von Dr. Hardy Walle
978-3-927372-40-5 — 12,95 EUR

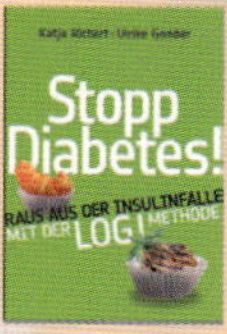

Stopp Diabetes!
Raus aus der Insulinfalle dank der LOGI-Methode.
Von Katja Richert und Ulrike Gonder
978-3-927372-56-6 — 16,95 EUR

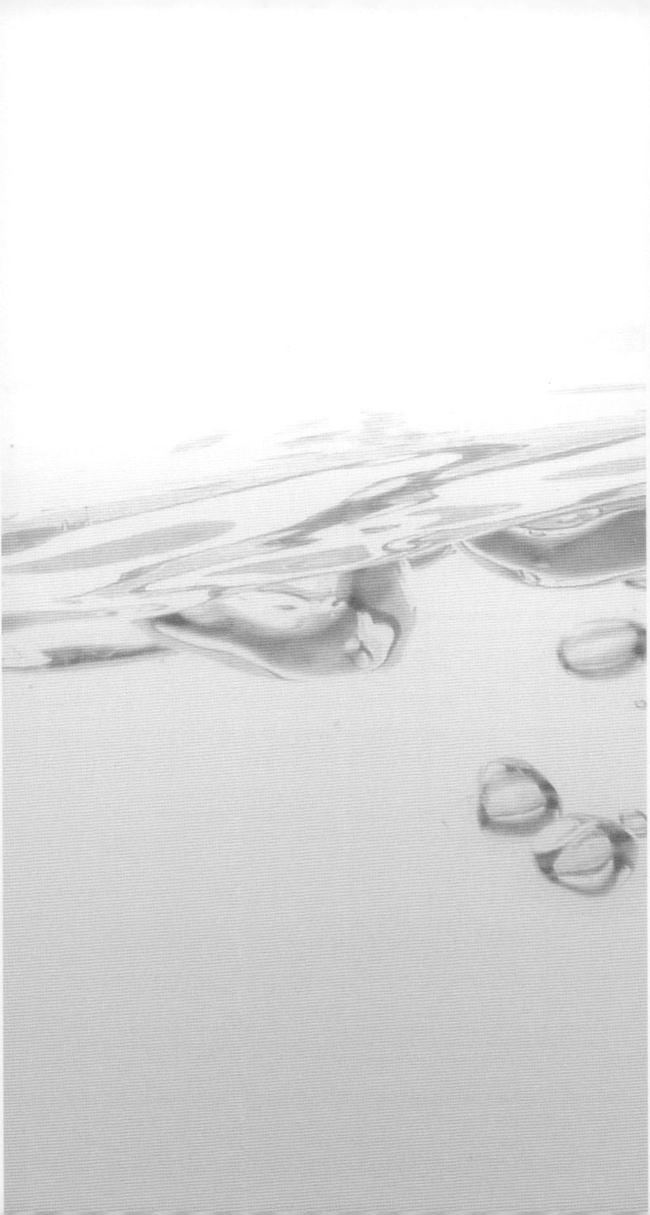

Wenn, durch Hatha Yoga Praxis, die Energien Ha und Tha (Sonne/Mond, Yin/Yang, männlich/weiblich) ins Gleichgewicht gebracht werden, geht das Bewusstsein über den Zustand der Dualität hinaus und erlebt den Zustand des Absoluten, des Einklangs, der Göttlichkeit.

— Shri Yogi Hari

Entspannung

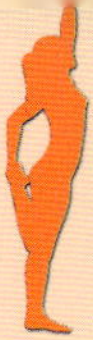

Schließe die Beine, verteile das Gewicht gleichmäßig auf beide Füße und richte den Rücken auf. Schließe die Augen und atme ein paar Mal tief ein und aus.

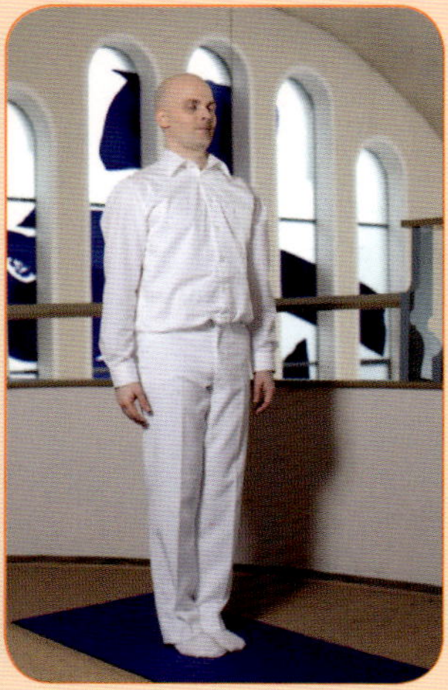

Dann gib dem Körper den Befehl, für ein paar Minuten ruhig und entspannt zu sein, sodass er dich nicht ablenkt. Stelle dir nun vor, dass ein Lichtstrahl aus dem Himmel auf deine Schädeldecke scheint und sie so langsam erwärmt. Stelle dir vor, wie dieses Licht langsam in den Kopf hineinfließt, den ganzen Kopf mit hellem warmem Licht anfüllt, über den Hals in die Schulter und Arme fließt.

Stelle dir vor, wie es den ganzen Brustraum mit Licht anfüllt, den Bauch, Becken, Oberschenkel, Unterschenkel und wie es durch die Füße hinabfließt in den Boden.

Stelle dir vor, dass dieses Licht ununterbrochen durch dich hindurchfließt und dich von innen heraus reinigt, alle Giftstoffe und Spannungen aus dir herausspült. Stelle dir vor, dass jede Zelle des Körpers mit diesem Licht aufgeladen wird und neue Kraft bekommt.

Um die Übung zu beenden, vertiefe den Atem, bewege leicht Hände und Beine und öffne langsam die Augen.

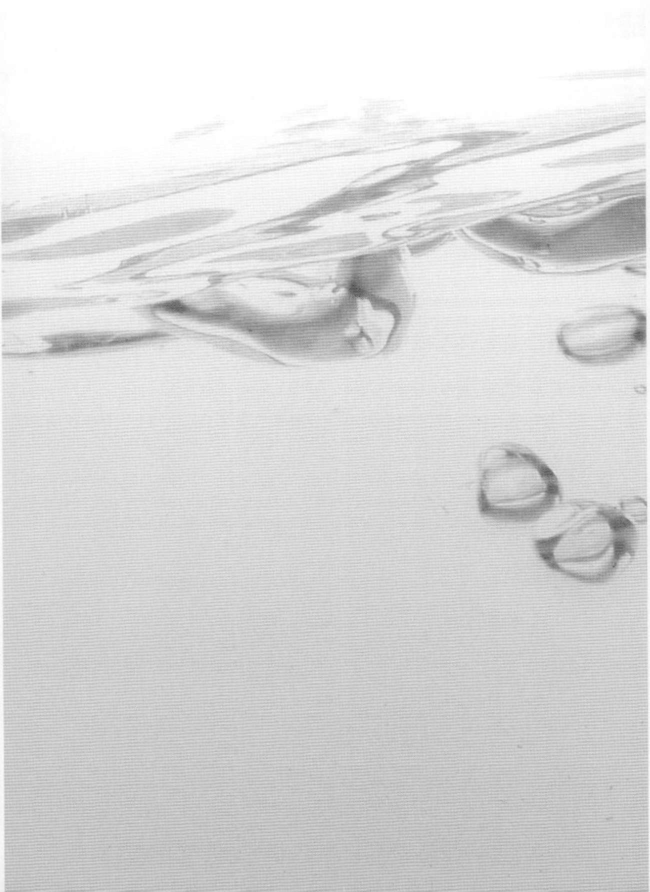

Seitliche Dehnung der Wirbelsäule

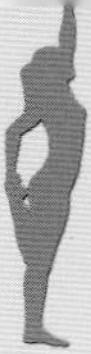

Gib die Beine etwa 1,2 Meter weit auseinander, die Füße sind parallel, die Beine gestreckt.

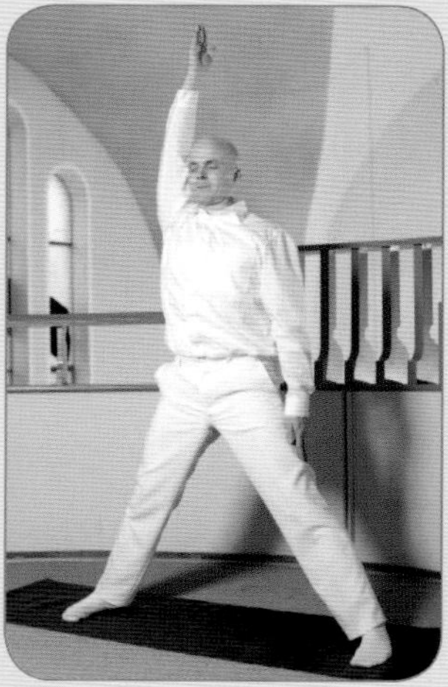

Strecke den rechten Arm hoch und lege die linke Hand an den linken Oberschenkel. Mit der Einatmung strecke dich hoch, dehne die Wirbelsäule, mit der Ausatmung gleite mit der linken Hand am Bein hinunter und beuge dich nach links.

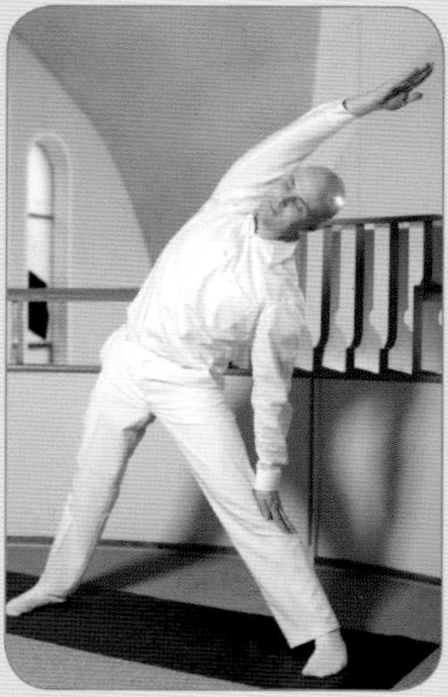

Achte darauf, dass der Oberkörper in einer Linie mit den Beinen bleibt und du dich nicht nach vorne oder hinten beugst. Spüre die Dehnung in der rechten Seite des Brustkorbs. Halte die Stellung und atme tief in den Bauch.

Komme mit der Einatmung aus der Stellung und wiederhole auf der anderen Seite. Strecke den linken Arm hoch und beuge dich nach rechts. Wiederhole 2- bis 3-mal pro Seite.

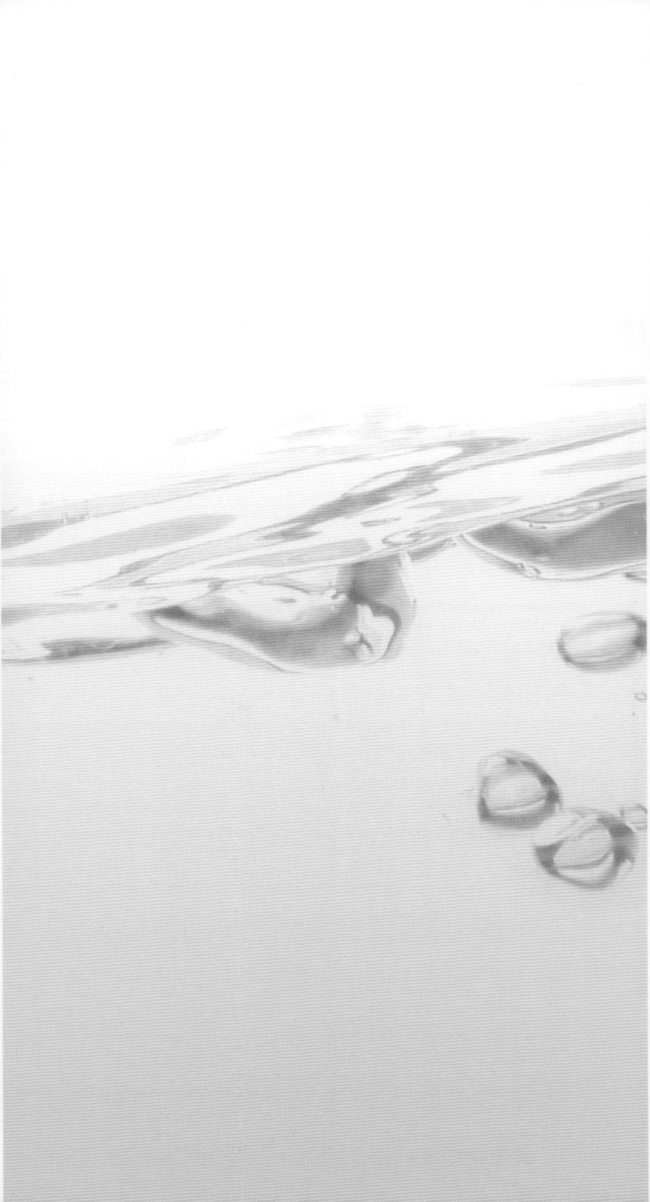

Aus Sicht des Yoga beschränkt sich Gleichgewicht nicht nur auf den Körper, sondern bezieht die gesamte menschliche Persönlichkeit mit ein. „Echtes" Gleichgewicht kann nur entstehen, wenn alle Systeme im Menschen im Einklang sind.

Dazu gehören unter anderem Körper, Geist, Intellekt, Emotionen und das energetische System.
Eine ausgeglichene Yogapraxis beinhaltet nicht nur körperliche Übungen, sondern auch eine ausgewogene Ernährung, eine gute Balance zwischen Arbeit und Vergnügen, Spannung und Entspannung etc.

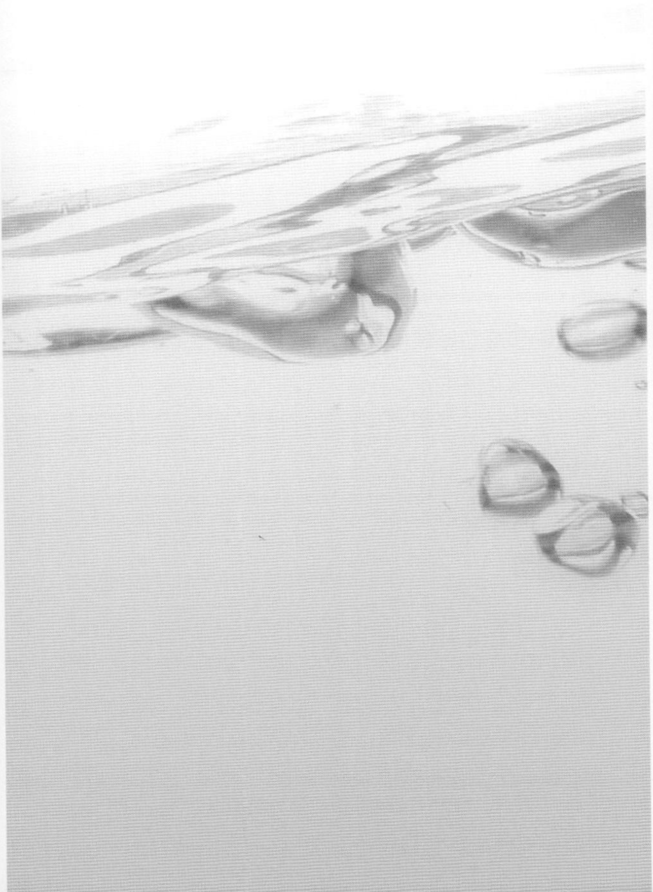

Gleichgewichtsübung

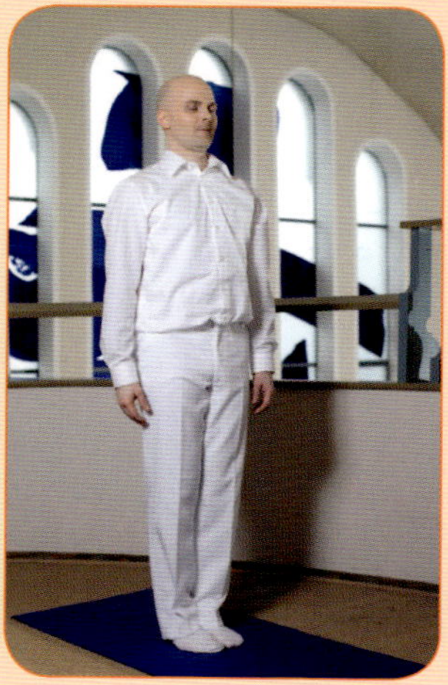

Schließe die Beine, verteile das Gewicht gleichmäßig auf beide Füße und richte den Rücken auf.

Wenn möglich schließe die Augen. Probiere den Körper während dieser Übung ganz gerade zu halten, von den Fersen bis hinauf zum Scheitel. Beginne den Körper langsam im Uhrzeigersinn zu kreisen.

Mache die Bewegung zunächst sehr klein und lasse sie dann größer werden. Probiere beide Füße flach am Boden zu lassen. Dann lasse die Bewegung langsam auspendeln und wechsel die Richtung. Komme dann wieder zurück zur Mitte und spüre der Übung einen Moment nach. Spüre, wie zentriert sich der Körper nun anfühlt.

Gleichgewichtsübung

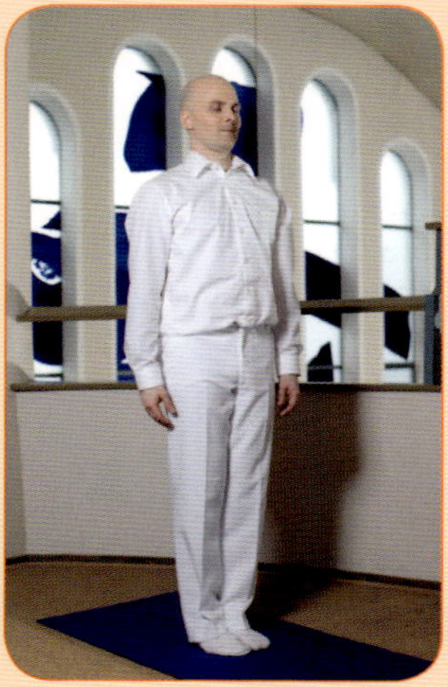

Schließe die Beine, verteile das Gewicht gleichmäßig auf beide Füße und richte den Rücken auf. Wenn möglich schließe die Augen.

Probiere den Körper während dieser Übung ganz gerade zu halten, von den Fersen bis hinauf zum Scheitel. Neige den Körper zunächst leicht nach vorne, dann nach hinten. Schaukel so ein paar Mal vor und zurück.

Mache die Bewegung zunächst sehr klein und lasse sie dann größer werden. Probiere beide Füße flach am Boden zu lassen. Dann lasse die Bewegung langsam auspendeln und spüre ihr einen Moment nach. Spüre, wie zentriert sich der Körper nun anfühlt.

Gleichgewichtsübung

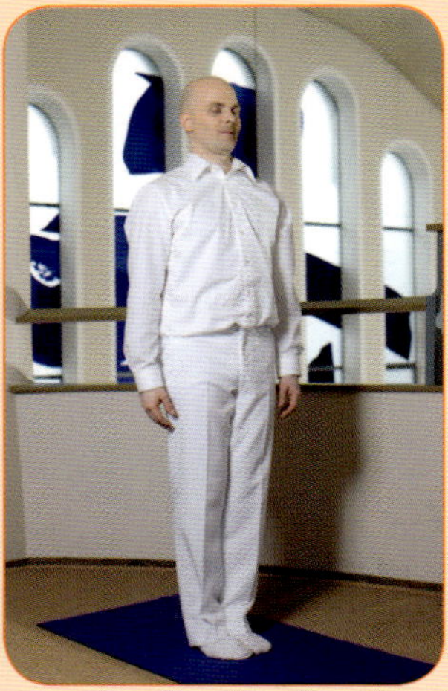

Schließe die Beine, verteile das Gewicht gleichmäßig auf beide Füße und richte den Rücken auf. Wenn möglich schließe die Augen. Probiere den Körper während dieser Übung ganz gerade zu halten, von den Fersen bis hinauf zum Scheitel. Neige den Körper zunächst leicht nach rechts, dann nach links. Schaukel so ein paar Mal von Seite zu Seite.

Mache die Bewegung zunächst sehr klein und lasse sie dann größer werden. Probiere beide Füße flach am Boden zu lassen. Dann lasse die Bewegung langsam auspendeln und spüre ihr einen Moment nach. Spüre, wie zentriert sich der Körper nun anfühlt.

Gleichgewichtsübung

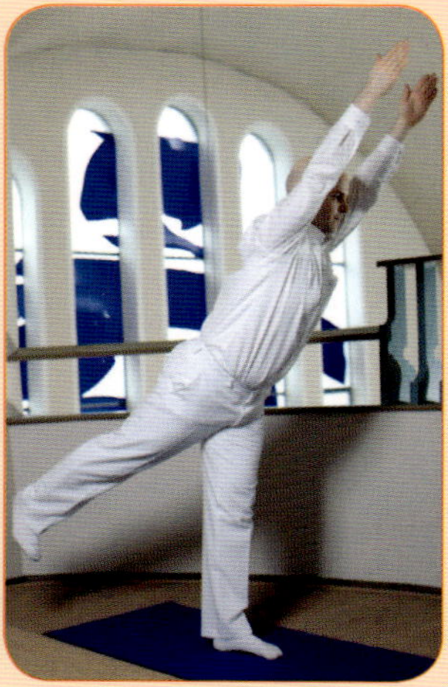

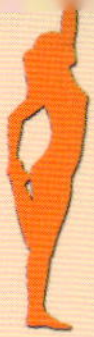

Gib das Gewicht auf den linken Fuß, suche dir einen Punkt am Boden, etwa 2 bis 3 Meter entfernt, und konzentriere dich auf diesen Punkt. Je fester deine Konzentration ist, desto leichter wird es dir fallen, das Gleichgewicht zu halten. Stecke die Arme über den Kopf, die Hände parallel zueinander, beuge dich nach vorne und hebe das rechte Bein hinter dir hoch.

Probiere rechtes Bein, Oberkörper und Arme in einer Linie zu halten. Halte die Stellung und atme tief in den Bauch. Komme aus der Stellung und wiederhole auf der anderen Seite. Beuge dich nach vorne und hebe das linke Bein hinter dir hoch.

Gleichgewichtsübung

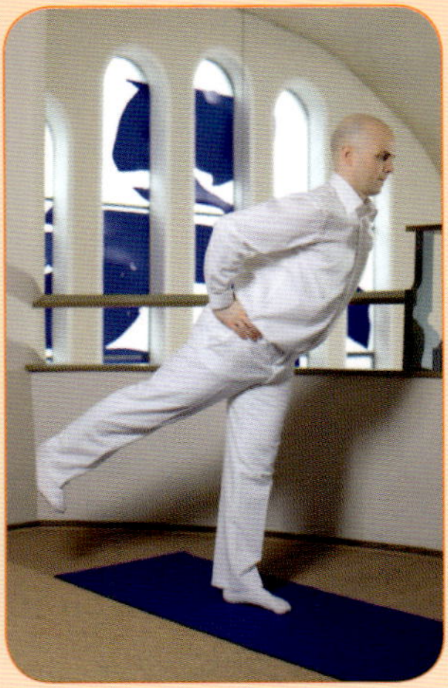

Gib das Gewicht auf den linken Fuß, suche dir einen Punkt am Boden, etwa 2 bis 3 Meter entfernt, und konzentriere dich auf diesen Punkt. Je fester deine Konzentration ist, desto leichter wird es dir fallen, das Gleichgewicht zu halten. Stütze die Hände in die Hüfte, beuge dich leicht nach vorne und hebe das rechte Bein hinter dir hoch. Halte die Stellung und atme tief in den Bauch.

Probiere rechtes Bein und Oberkörper in einer geraden Linie zu halten. Komme aus der Stellung und wiederhole auf der anderen Seite. Beuge dich nach vorne und hebe das linke Bein hinter dir hoch.

Gleichgewichtsübung

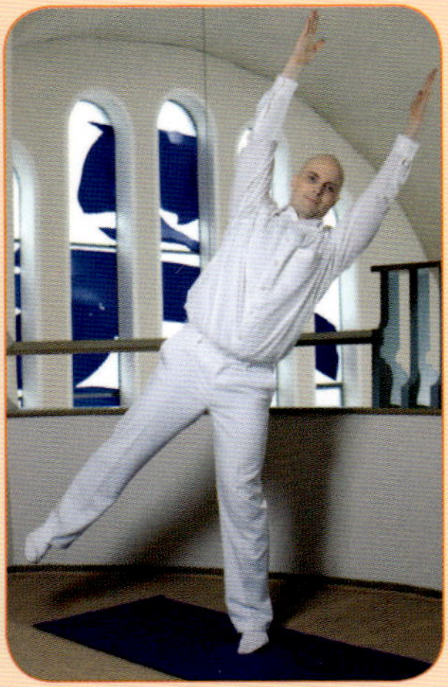

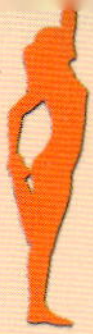

Gib das Gewicht auf den linken Fuß, suche dir einen Punkt am Boden, etwa 2 bis 3 Meter entfernt, und konzentriere dich auf diesen Punkt. Je fester deine Konzentration ist, desto leichter wird es dir fallen, das Gleichgewicht zu halten. Strecke die Arme über den Kopf, die Hände parallel zueinander, beuge dich nach links und hebe das rechte Bein seitlich hoch.

Probiere rechtes Bein, Oberkörper und Arme in einer Linie zu halten. Halte die Stellung und atme tief in den Bauch. Komme aus der Stellung und wiederhole auf der anderen Seite. Beuge dich nach rechts und hebe das linke Bein.

Gleichgewichtsübung

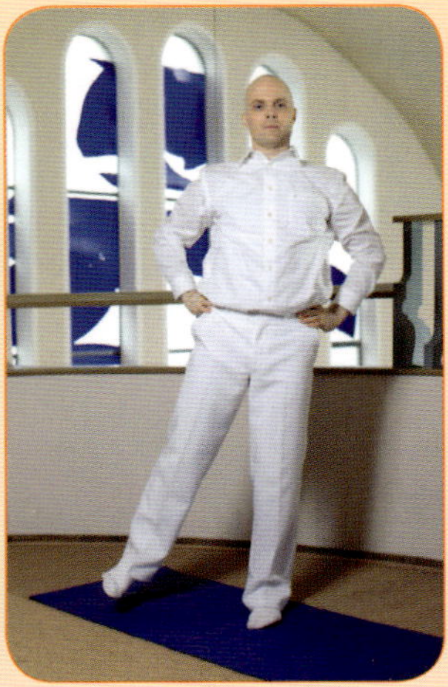

Gib das Gewicht auf den linken Fuß, suche dir einen Punkt am Boden, etwa 2 bis 3 Meter entfernt, und konzentriere dich auf diesen Punkt.

Je fester deine Konzentration ist, desto leichter wird es dir fallen, das Gleichgewicht zu halten. Stütze die Hände in die Hüfte, beuge dich leicht nach links und hebe das rechte Bein seitlich hoch.

Probiere rechtes Bein und Oberkörper in einer geraden Linie zu halten. Halte die Stellung und atme tief in den Bauch. Komme aus der Stellung und wiederhole auf der anderen Seite. Beuge dich nach rechts und hebe das linke Bein.

Im Sampoorna Yoga stellen wir immer wieder heraus, wie sehr sich Geist und Körper gegenseitig beeinflussen.

Dies wirst du sehr schnell feststellen, wenn du dich mit Gleichgewichtsübungen beschäftigst. So wird ein unruhiger Geist dein Gleichgewichtsgefühl stören und umgekehrt wird der Geist ruhiger werden, je mehr du dich mit diesen Übungen beschäftigst.

Gleichgewichtsübung

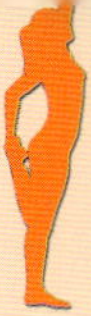

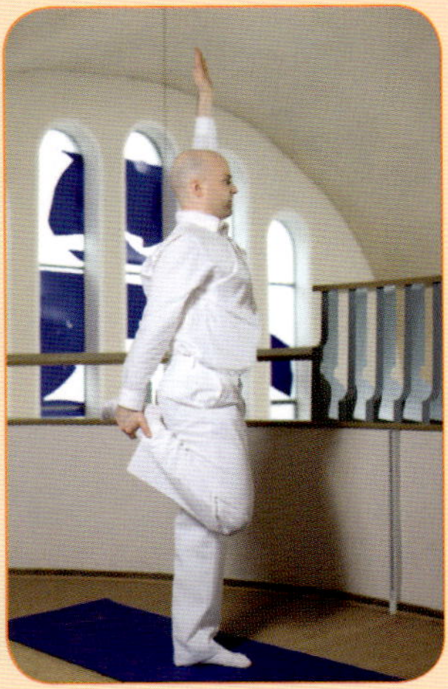

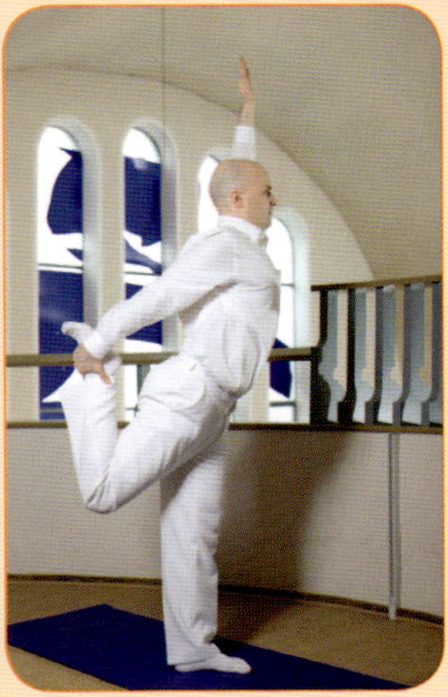

Gib das Gewicht auf den linken Fuß, suche dir einen Punkt am Boden, etwa 2 bis 3 Meter entfernt, und konzentriere dich auf diesen Punkt.

Je fester deine Konzentration ist, desto leichter wird es dir fallen, das Gleichgewicht zu halten. Beuge das rechte Bein und greife das rechte Fußgelenk.

Wenn du die Stellung sicher halten kannst, strecke den linken Arm über den Kopf. Halte die Stellung und atme tief in den Bauch.

Im Laufe der Zeit kannst du probieren, das rechte Bein etwas nach oben zu ziehen und den Rücken zu beugen. Komme aus der Stellung und wiederhole auf der anderen Seite. Greife das linke Fußgelenk und strecke den rechten Arm über den Kopf.

Gleichgewichtsübung

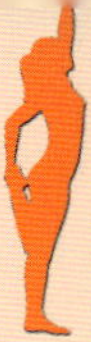

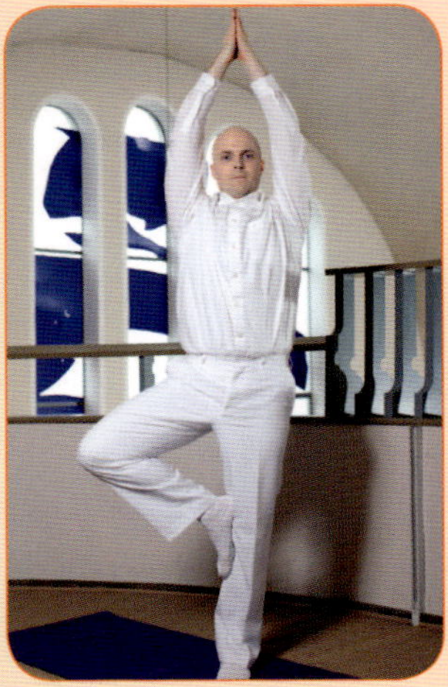

Stelle den rechten Fuß an das linke Knie und lege die Hände flach aufeinander, in die Gebetsstellung. Suche dir einen Punkt am Boden, etwa 2 bis 3 Meter entfernt, und konzentriere dich auf diesen Punkt. Je fester deine Konzentration ist, desto leichter wird es dir fallen, das Gleichgewicht zu halten.

Dann strecke die Arme über den Kopf und halte die Stellung. Achte darauf, dass die Hände fest aufeinander bleiben und atme tief in den Bauch. Komme aus der Stellung und wiederhole auf der anderen Seite.

Stelle den linken Fuß an das rechte Knie, bringe die Hände in die Gebetsstellung und strecke die Arme über den Kopf.

Gleichgewichtsübung

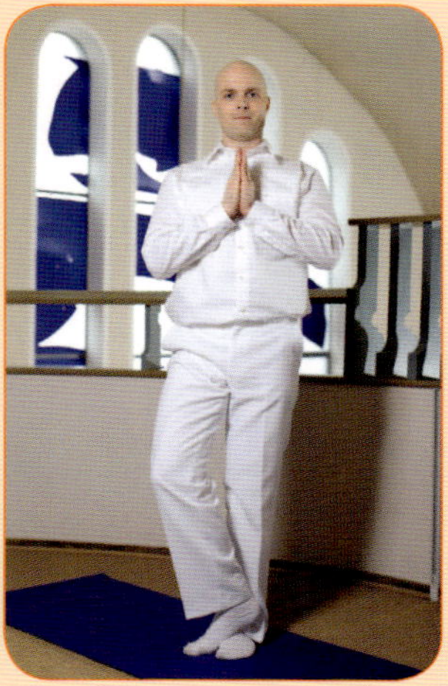

Stelle den rechten Fuß auf den linken und lege die Hände flach aufeinander, in die Gebetsstellung.

Suche dir einen Punkt am Boden, etwa 2 bis 3 Meter entfernt, und konzentriere dich auf diesen Punkt. Je fester deine Konzentration ist, desto leichter wird es dir fallen, das Gleichgewicht zu halten.

Dann strecke die Arme über den Kopf und halte die Stellung. Achte darauf, dass die Hände fest aufeinander bleiben und atme tief in den Bauch.

Komme aus der Stellung und wiederhole auf der anderen Seite. Stelle den linken Fuß auf den rechten, bringe die Hände in die Gebetsstellung und strecke die Arme über den Kopf.

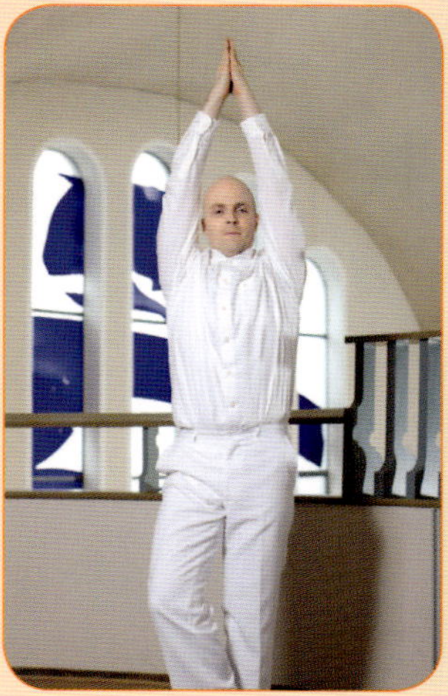

Das körperliche Gleichgewicht im Menschen wird durch verschiedene Organe und Mechanismen gesteuert. Den größten Anteil übernimmt das sich im Innenohr befindende Gleichgewichtsorgan, der Vestibularapparat.

Weitere wichtige Informationen über das Verhältnis des Körpers zum Raum erhält das Gehirn über die Augen und über Impulse, die von den Muskeln gesendet werden, je nachdem, ob sie angespannt sind oder nicht. Aus diesen Informationen „errechnet" das Gehirn, ob sich der Körper im Gleichgewicht befindet oder nicht und kreiert dann einen Plan zur Herstellung des Gleichgewichts, um einen Sturz zu vermeiden.

Drehung der Wirbelsäule

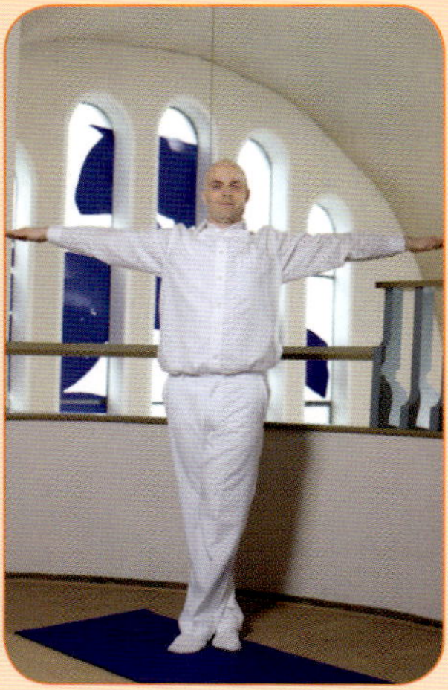

Stelle den linken Fuß über den rechten, hebe die Arme auf Schulterhöhe und richte den Rücken auf. Mit der Ausatmung drehe dich so weit es geht nach links. Stelle dir dabei vor, dass die linke Schulter die Bewegung führt und der Kopf sich nur leicht mitdreht, so vermeidest du Spannung im Nacken.

Achte darauf, dass das Becken möglichst regungslos bleibt und sich nicht nach links dreht. Mit jeder Einatmung richte dich weiter auf, mit jeder Ausatmung drehe dich etwas weiter nach links.

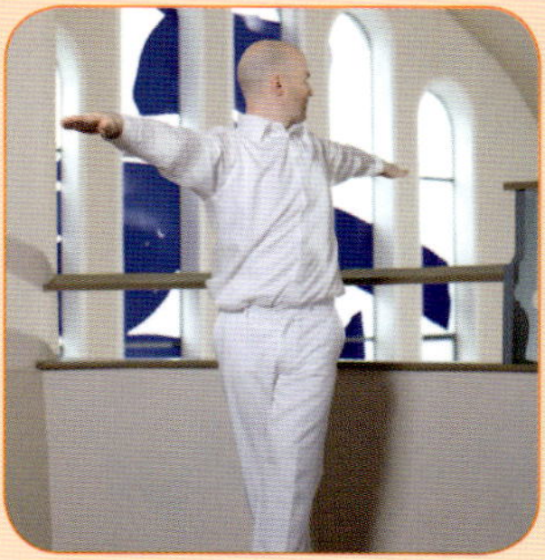

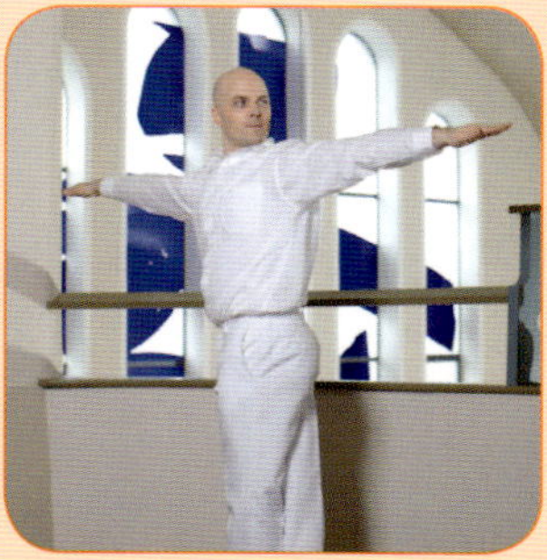

Komme aus der Stellung und wiederhole auf der anderen Seite. Stelle den rechten Fuß über den linken und drehe dich nach rechts. Stelle dir vor, dass die rechte Schulter die Bewegung führt.

Drehung der Wirbelsäule

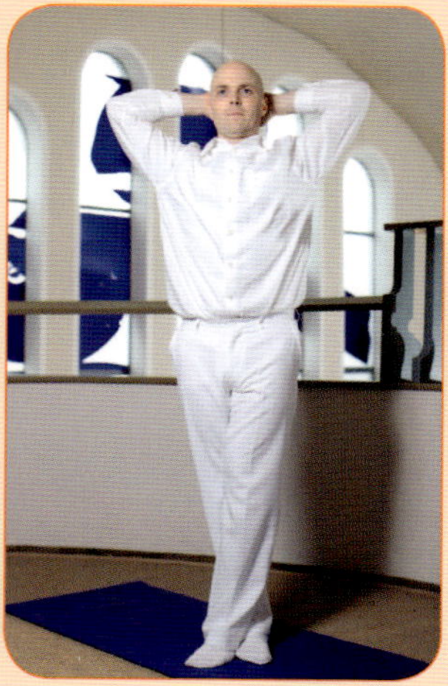

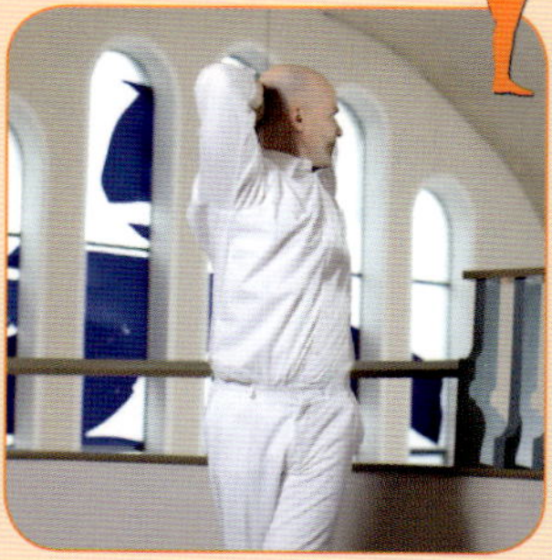

Stelle den linken Fuß über den rechten, verschränke die Hände hinter dem Kopf und richte den Rücken auf. Mit der Ausatmung drehe dich so weit es geht nach links. Stelle dir dabei vor, dass der linke Ellbogen die Bewegung führt und der Kopf sich nur leicht mitdreht, so vermeidest du Spannung im Nacken.

Achte darauf, dass das Becken möglichst regungslos bleibt und sich nicht nach links dreht. Mit jeder Einatmung richte dich weiter auf, mit jeder Ausatmung drehe dich etwas weiter nach links.

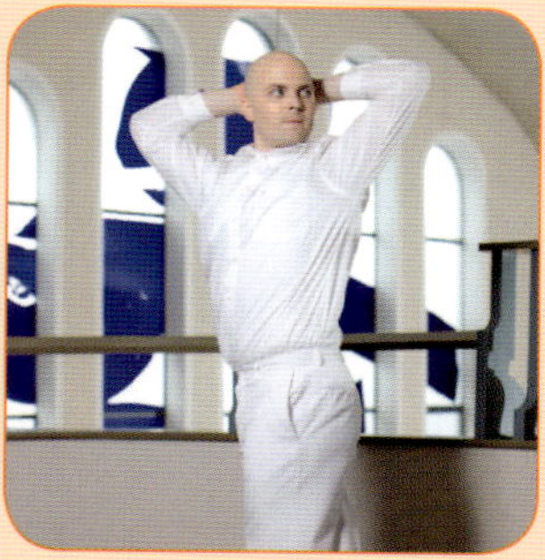

Komme aus der Stellung und wiederhole auf der anderen Seite. Stelle den rechten Fuß über den linken und drehe dich nach rechts. Stelle dir vor, dass der rechte Ellbogen die Bewegung führt.

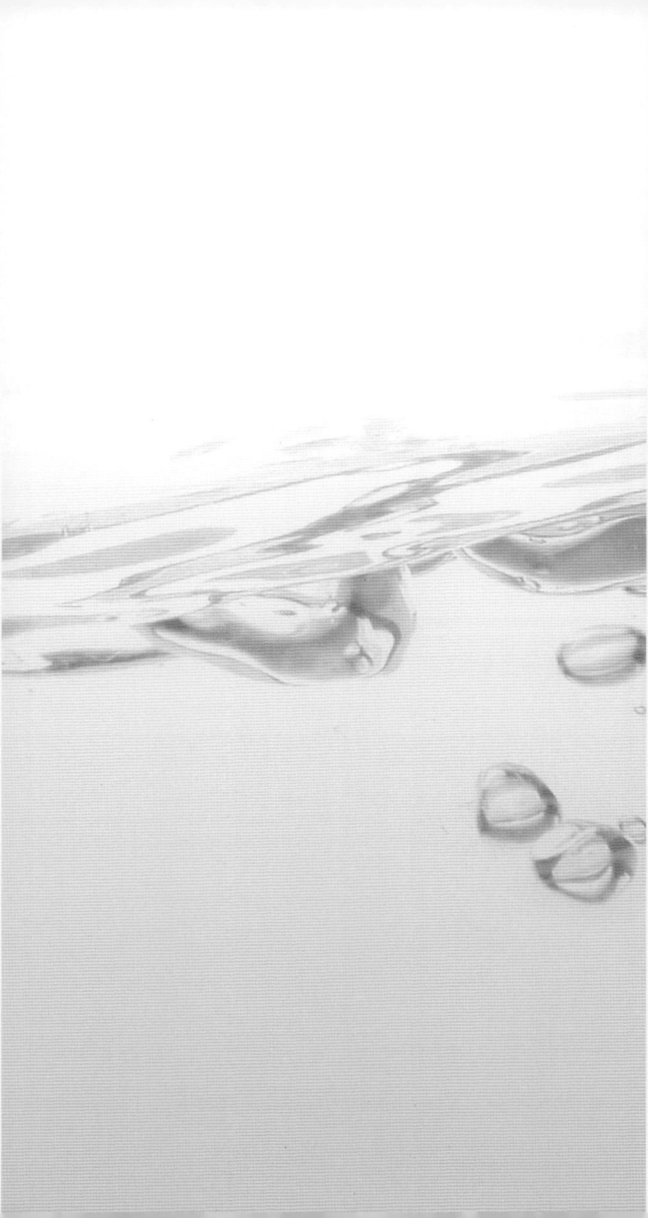

Drehung der Wirbelsäule

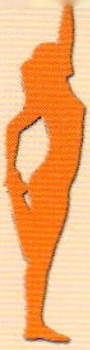

Schließe die Beine und verteile das Gewicht gleichmäßig auf beide Füße.

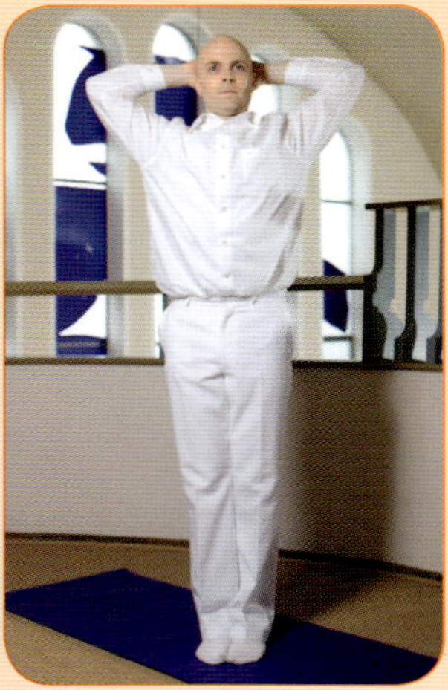

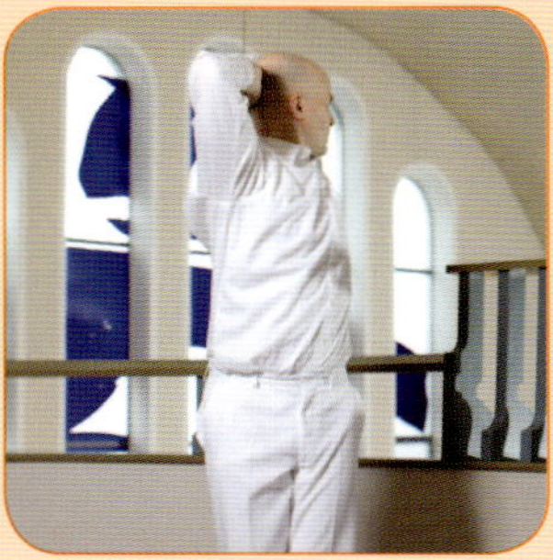

Verschränke die Hände hinter dem Kopf und richte den Rücken auf. Mit der Ausatmung drehe dich so weit es geht nach links. Stelle dir dabei vor, dass der linke Ellbogen die Bewegung führt und der Kopf sich nur leicht mitdreht, so vermeidest du Spannung im Nacken. Achte darauf, dass das Becken möglichst regungslos bleibt und sich nicht nach links dreht.

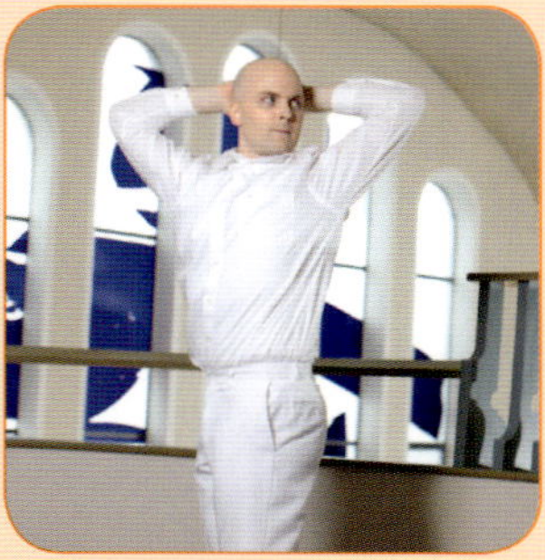

Mit jeder Einatmung richte dich weiter auf, mit jeder Ausatmung drehe dich etwas weiter nach links. Komme aus der Stellung und drehe dich nach rechts. Stelle dir vor, dass der rechte Ellbogen die Bewegung führt.

Rückwärtsbeugende Übung

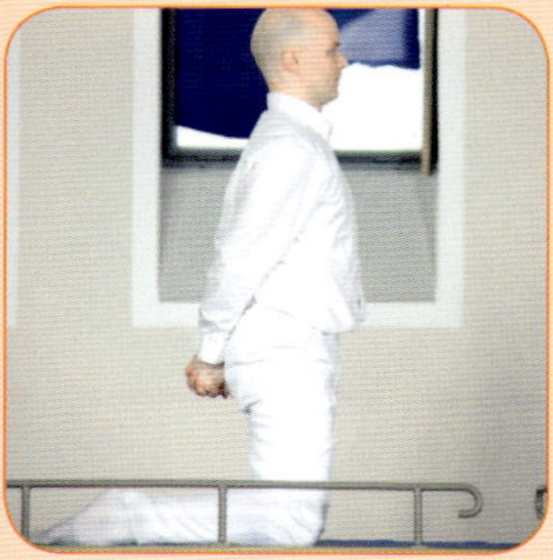

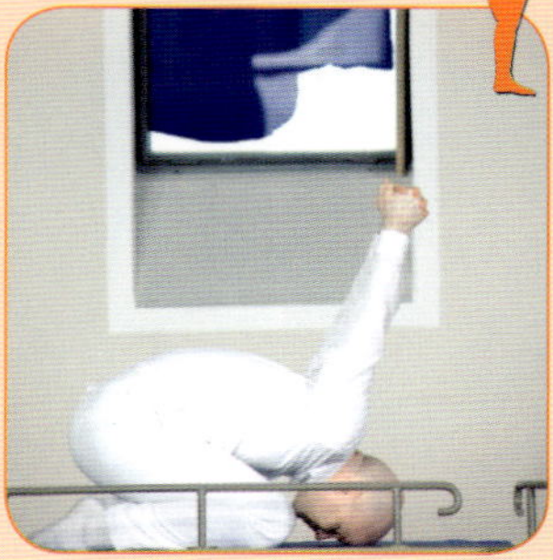

Knie dich hin, strecke die Füße hinter dir aus und verschränke die Hände hinter dem Rücken. Dann setze dich auf die Fersen und beuge dich vor.

Wenn möglich bringe die Stirn zum Boden und ziehe die Arme über den Kopf. Halte die Stellung und spüre die Dehnung im unteren Rücken.

Atme tief in den Bauch. Mit der Einatmung rolle dich langsam wieder hoch und wiederhole die Übung.

Rückwärtsbeugende Übung

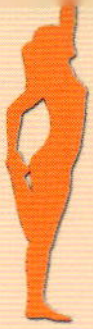

Knie dich hin, strecke die Füße hinter dir aus und stütze die Hände in den unteren Rücken.

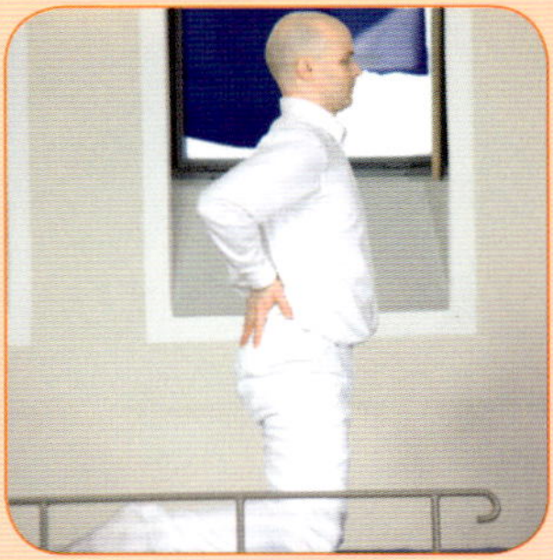

Mit der Ausatmung rolle den Kopf in den Nacken, spanne das Gesäß an und schiebe das Becken leicht nach vorne. Achte darauf, dass du keinen Druck im unteren Rücken spürst.

Halte die Stellung und atme tief in den Bauch. Im Laufe der Zeit kannst du die Hände aus dem Rücken lösen und sie nacheinander auf die Fersen stellen, um so die Dehnung und Kräftigung zu verstärken.

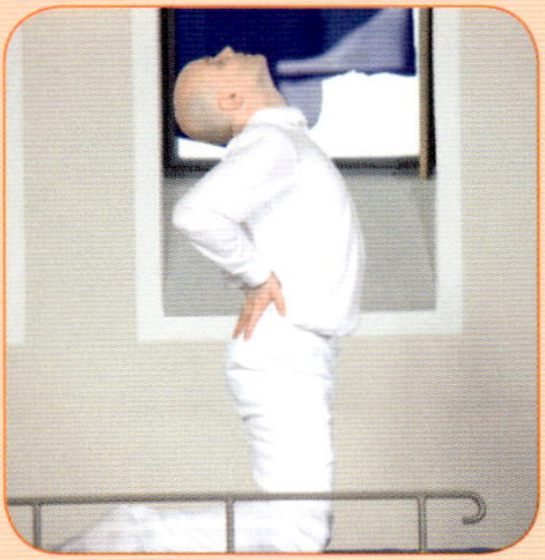

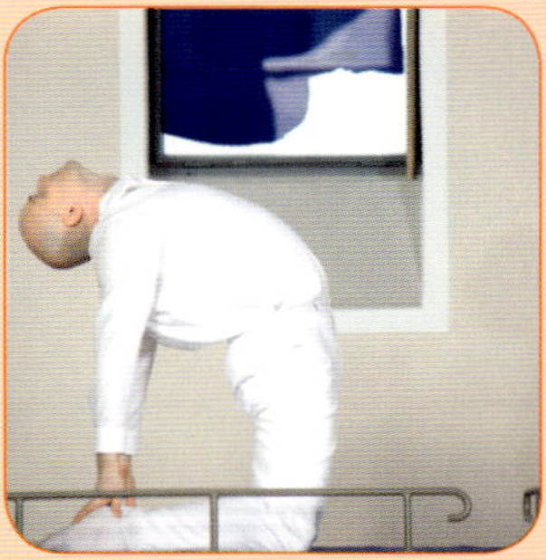

Rückwärtsbeugende Übung

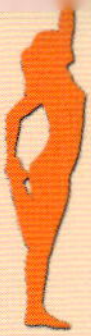

Knie dich hin, strecke die Füße hinter dir aus und verschränke die Hände hinter dem Rücken.

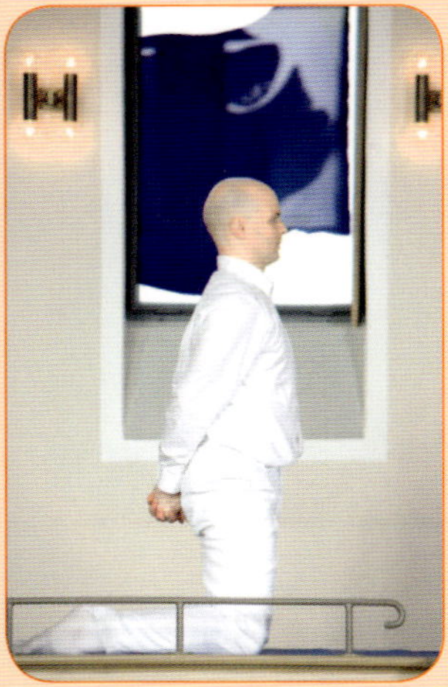

Mit der Einatmung rolle den Kopf in den Nacken und ziehe die Hände nach unten. Hebe das Brustbein aktiv nach oben und weite den Brustkorb. Achte darauf, dass das Becken möglichst regungslos bleibt, wenn nötig spanne das Gesäß an.

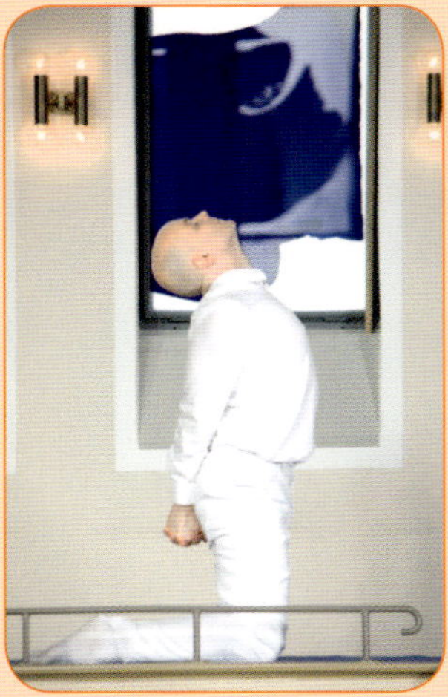

Halte die Stellung und atme tief in den Bauch. Mit der Einatmung richte dich langsam wieder auf.

Rückwärtsbeugende Übung

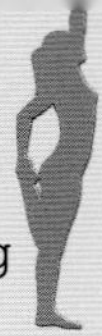

Schließe die Beine, verteile das Gewicht gleichmäßig auf beide Füße und gib die Hände in den unteren Rücken.

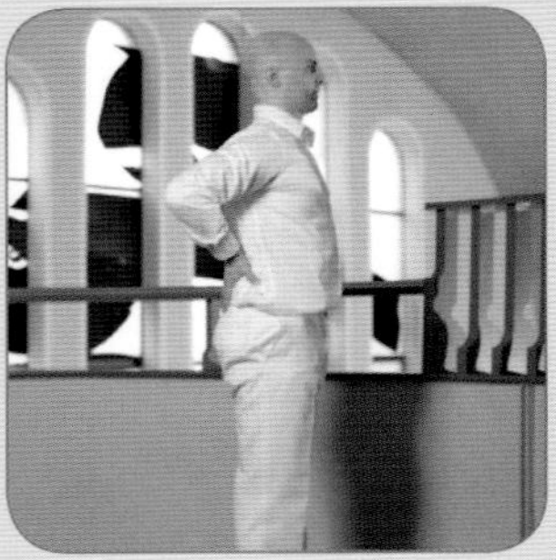

Mit der Einatmung rolle den Kopf in den Nacken, weite den Brustkorb und schiebe das Becken leicht nach vorne, sodass du den gesamten Rücken nach hinten beugst.

Achte darauf, dass du keinen Druck im unteren Rücken spürst. Wenn das der Fall ist, beugst du dich zu weit nach hinten. Halte die Stellung und atme tief in den Bauch.

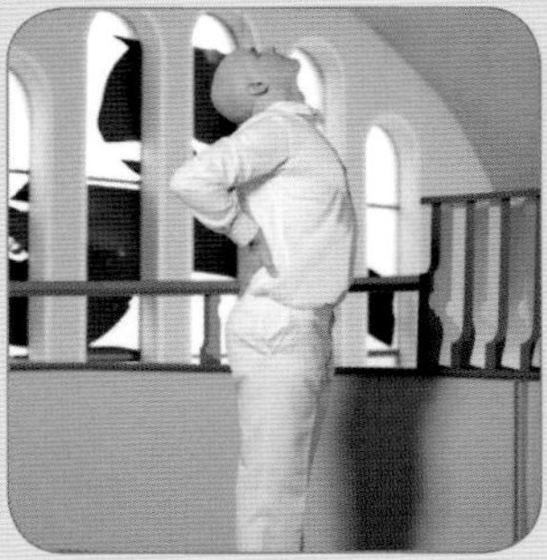

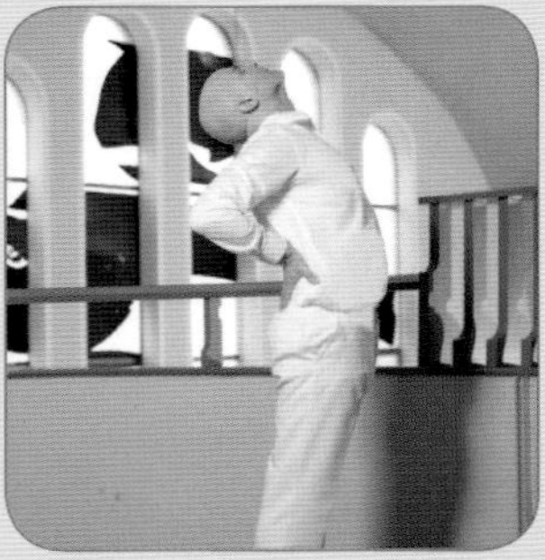

Mit der Einatmung komme aus der Stellung und wiederhole die Übung noch 1-mal.

Rückwärtsbeugende Übung

Schließe die Beine, verteile das Gewicht gleichmäßig auf beide Füße und verschränke die Hände hinter dem Rücken.

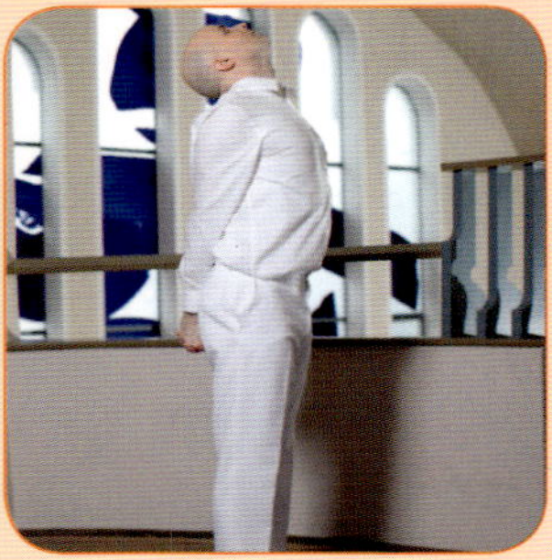

Mit der Einatmung rolle den Kopf in den Nacken und ziehe die Hände nach unten. Probiere das Brustbein aktiv nach oben zu heben und weite so den Brustkorb.

Halte die Stellung und atme tief in den Bauch. Mit der Ausatmung beuge dich aus der Hüfte nach vorne und ziehe die Arme über den Kopf. Achte darauf, dass die Knie gestreckt bleiben.

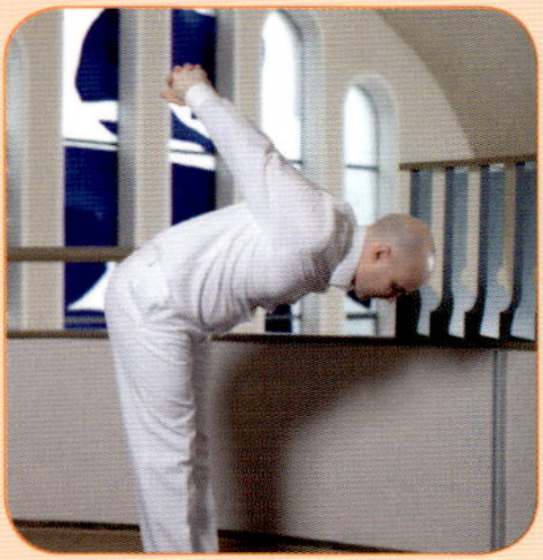

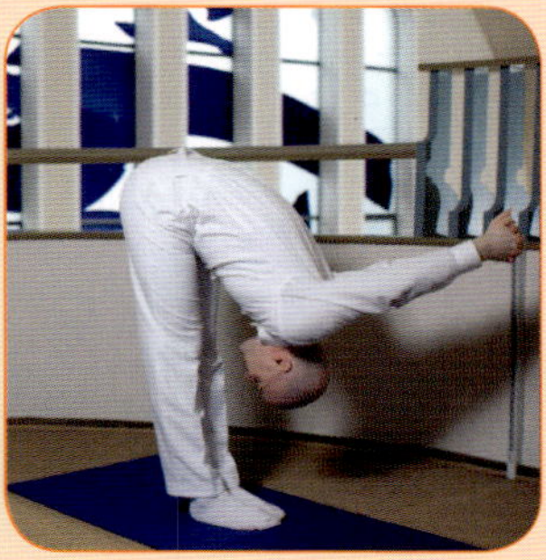

Halte die Stellung und atme tief in den Bauch. Mit der Einatmung beuge die Knie leicht, komme aus der Stellung und wiederhole die Übung noch 1-mal.

Rückwärtsbeugende Übung

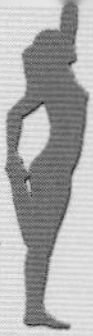

Schließe die Beine, verteile das Gewicht gleichmäßig auf beide Füße und verschränke die Hände hinter dem Rücken.

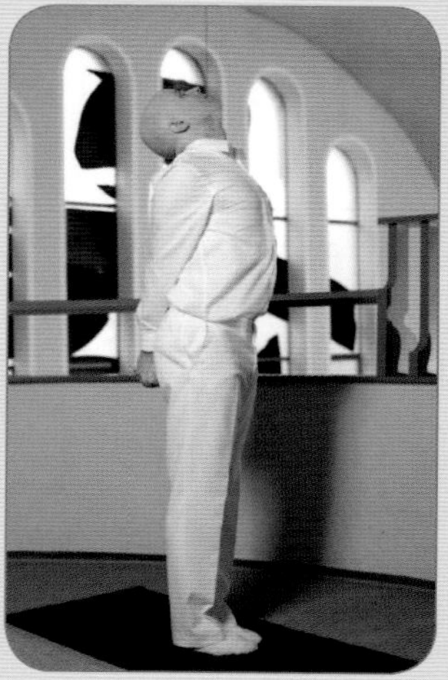

Mit der Einatmung rolle den Kopf in den Nacken und ziehe die Hände nach unten. Probiere das Brustbein aktiv nach oben zu heben und weite so den Brustkorb. Halte die Stellung und atme tief in den Bauch.

Mit der Einatmung komme aus der Stellung und wiederhole sie noch 1-mal.

Vorwärtsbeugende Übung

Schließe die Beine und verteile das Gewicht gleichmäßig auf beide Füße.

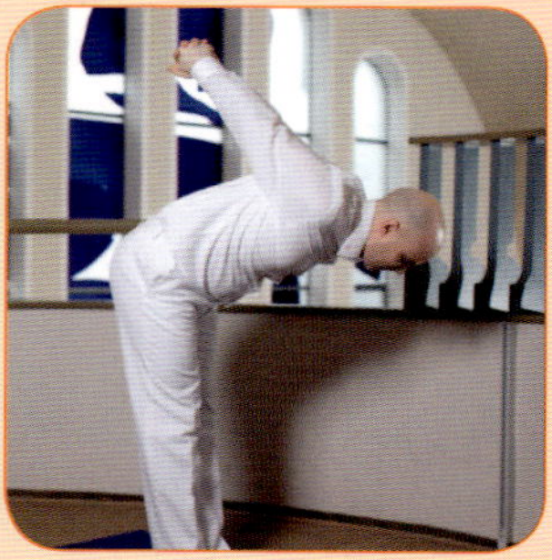

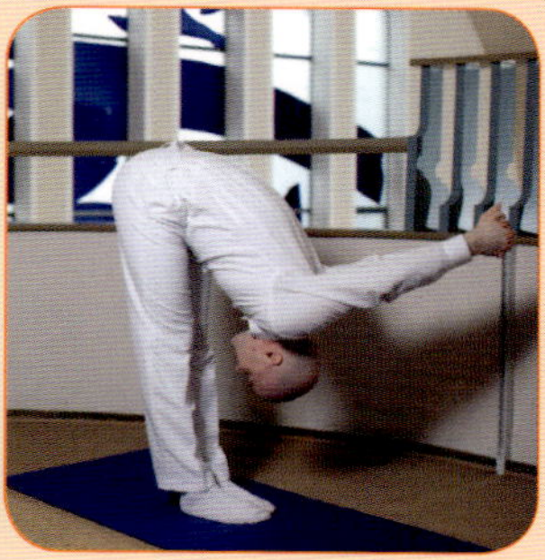

Verschränke die Hände hinter dem Rücken, beuge dich mit der Ausatmung nach vorne und hebe die Arme hinter dir hoch. Achte darauf, dass die Beine gestreckt bleiben.

Spüre die Dehnung in Beinen und Schultern und atme tief in den Bauch. Mit der Einatmung beuge die Beine leicht und komme aus der Stellung.

Im Laufe der Zeit kannst du den Kopf in Richtung Knie bringen und die Arme über den Kopf ziehen.

Probiere dir für deine Mahlzeiten etwas mehr Zeit zu nehmen und sie bewusst zu genießen.

Je gründlicher du die Nahrung kaust, desto weniger Arbeit hat der Verdauungstrakt. Hierdurch sparst du Energie, die sich in einer besseren Konzentrationskraft oder mehr Entspanntheit ausdrücken kann.

Vorwärtsbeugende Übung

Gib das Gewicht auf den rechten Fuß und lege den linken auf einen Stuhl.

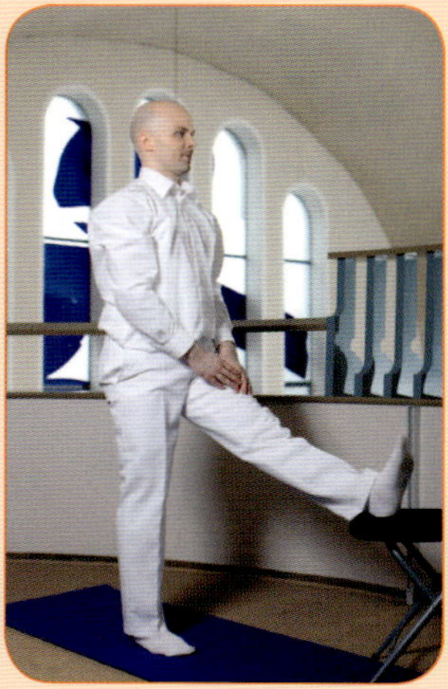

Lege die Hände auf den linken Oberschenkel und lasse sie mit der Ausatmung am linken Bein hinab gleiten. Gehe nur so weit in die Stellung, dass du den Atem gut kontrollieren kannst.

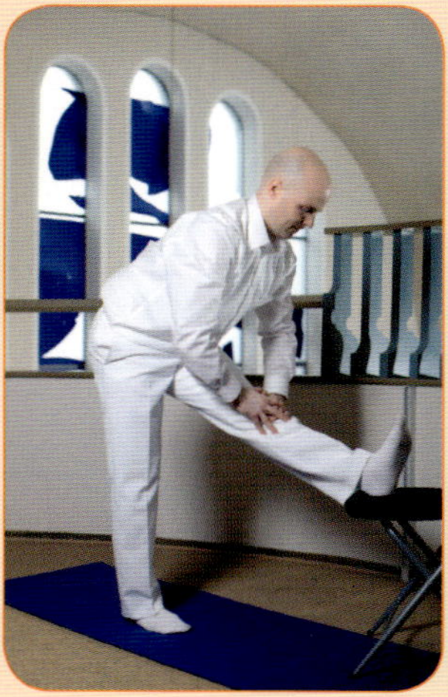

Halte die Stellung und atme tief in den Bauch. Im Laufe der Zeit kannst du die Hände zum linken Fuß bringen.

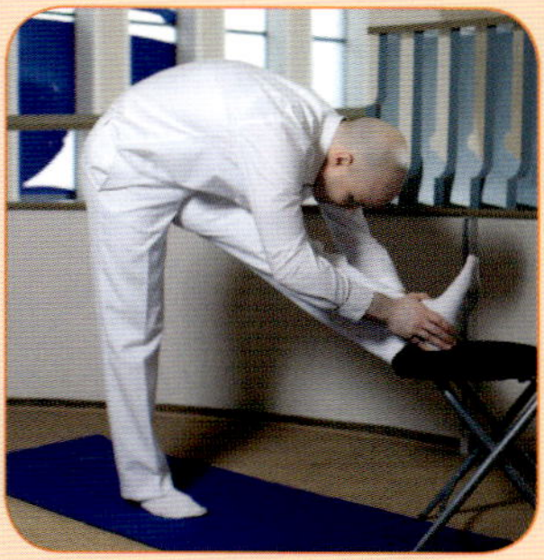

Mit der Einatmung komme langsam aus der Stellung und wiederhole auf der anderen Seite. Lege den rechten Fuß auf den Stuhl und gleite mit den Händen am rechten Bein hinab.

Vorwärtsbeugende Übung

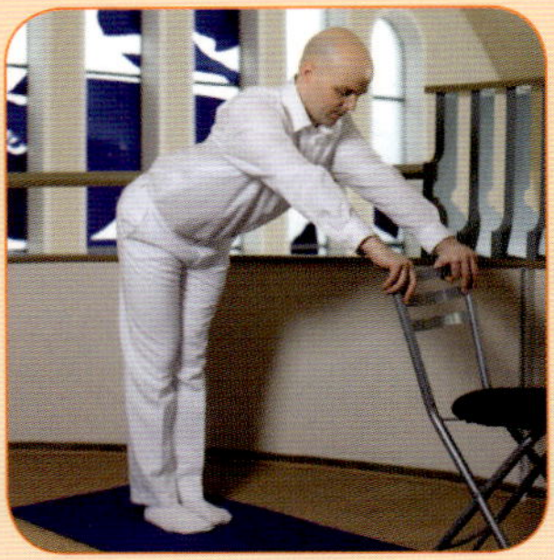

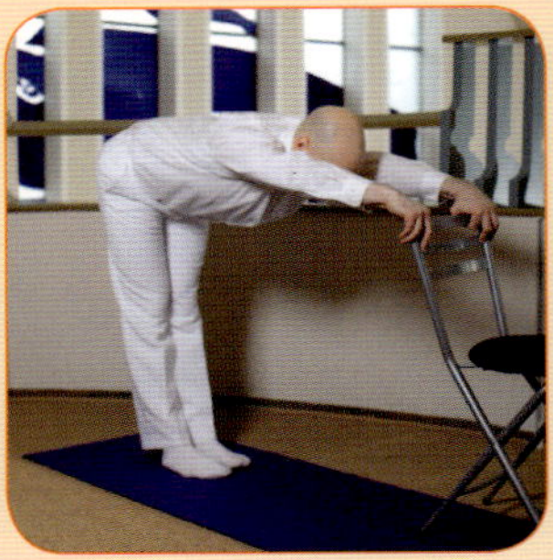

Stelle dich hinter einen Stuhl und greife die Stuhllehne mit beiden Händen. Laufe mit den Beinen langsam nach hinten, während du dich weiter am Stuhl festhältst.

Die Beine sollten möglichst gestreckt bleiben. Spüre die Dehnung in der Rückseite der Beine und im unteren Rücken. Im Laufe der Zeit kannst du den Oberkörper parallel zum Boden bringen. Halte die Stellung und atme tief in den Bauch.

Vorwärtsbeugende Übung

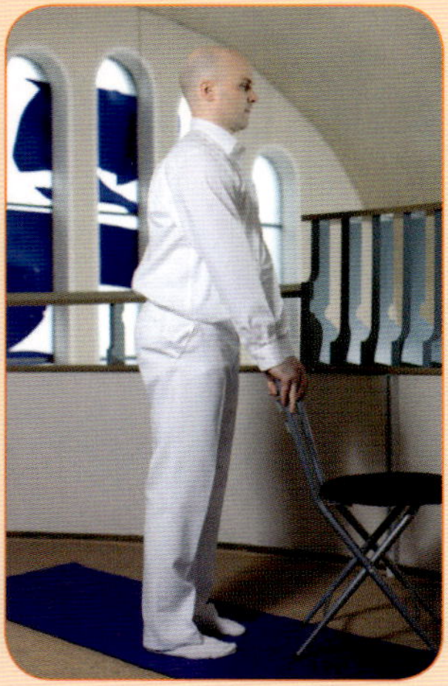

Stelle dich hinter einen Stuhl und greife die Stuhllehne mit beiden Händen. Dann stelle das rechte Bein etwa einen Meter weit zurück, beuge das linke Knie und presse die rechte Ferse zum Boden.

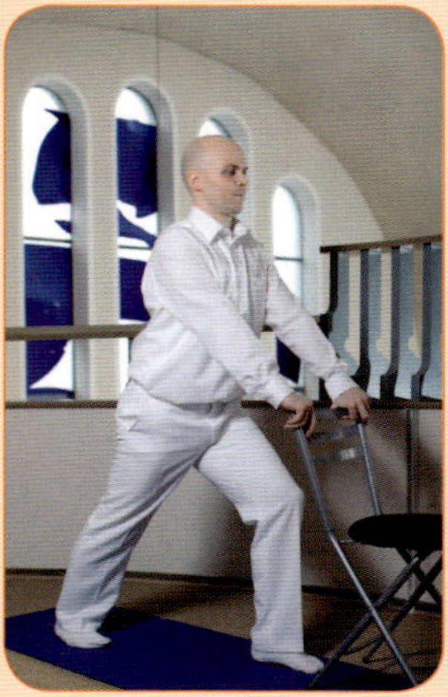

Spüre die Dehnung in der rechten Wade. Halte die Stellung und atme tief in den Bauch.

Komme aus der Stellung und wiederhole auf der anderen Seite. Beuge das rechte Bein, strecke das linke zurück und presse die linke Ferse zum Boden.

Vorwärtsbeugende Übung

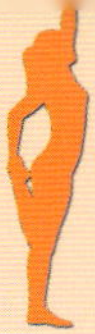

Stelle dich hinter einen Stuhl und greife die Stuhllehne mit der linken Hand.

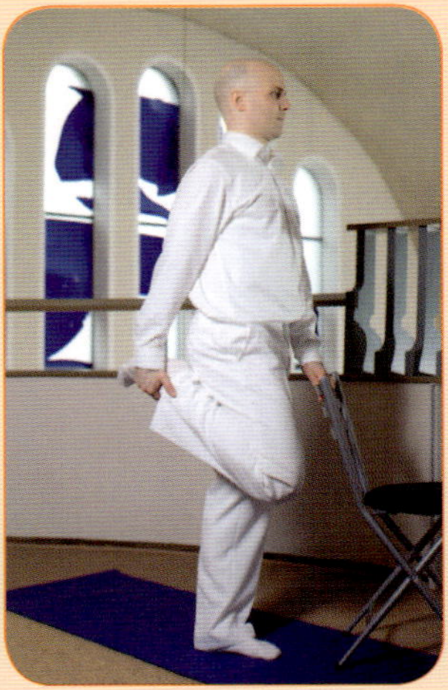

Gib das Gewicht auf den linken Fuß, beuge das rechte Bein und greife das Fußgelenk mit der rechten Hand.

Probiere die Ferse in Richtung Gesäß zu ziehen, sodass die Knie nebeneinander sind, um die Dehnung im Oberschenkel zu verstärken. Wenn möglich greife den Fuß mit beiden Händen.

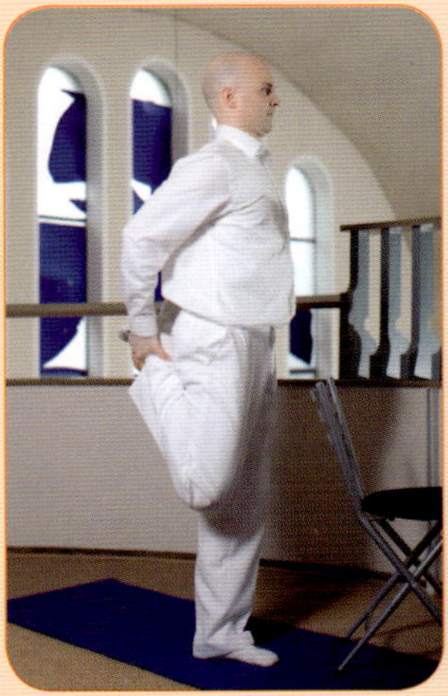

Halte die Stellung und atme tief in den Bauch. Komme aus der Stellung und wiederhole auf der anderen Seite. Beuge das linke Bein und greife das Fußgelenk zunächst mit der linken Hand, dann mit beiden.

Vorwärtsbeugende Übung

Gib das Gewicht auf den rechten Fuß und beuge das rechte Bein leicht.

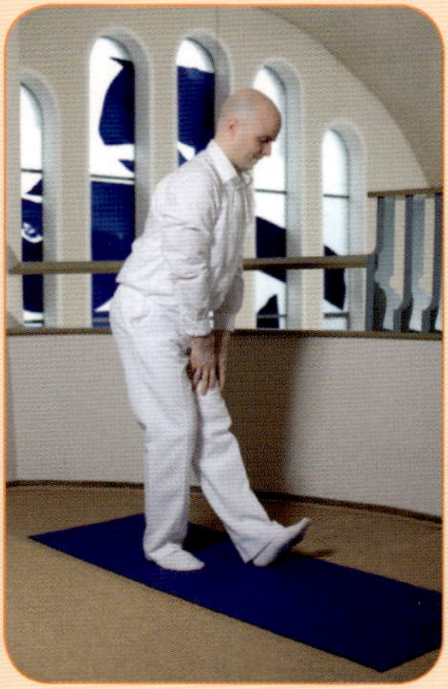

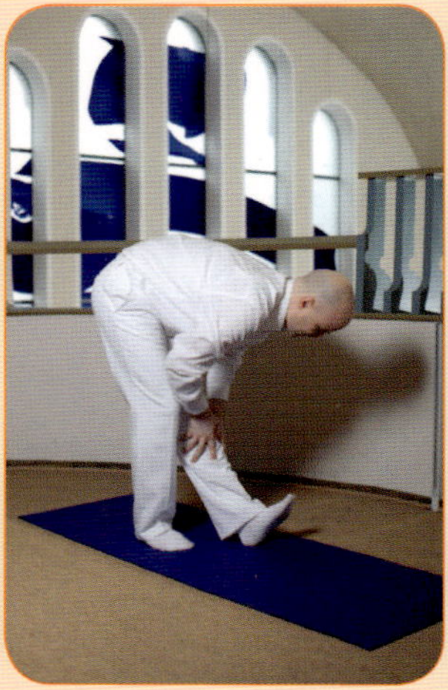

Stelle die linke Ferse vor dir auf den Boden, strecke das linke Bein und lege die Hände auf den linken Oberschenkel. Mit der Ausatmung gleite mit den Händen am linken Bein hinunter.

Gehe nur so weit in die Stellung, dass du den Atem gut kontrollieren kannst. Halte die Stellung und atme tief in den Bauch. Komme mit der Einatmung aus der Stellung und wiederhole auf der anderen Seite. Beuge das linke Bein, stelle die rechte Ferse auf und beuge dich zum rechten Bein.

Vorwärtsbeugende Übung

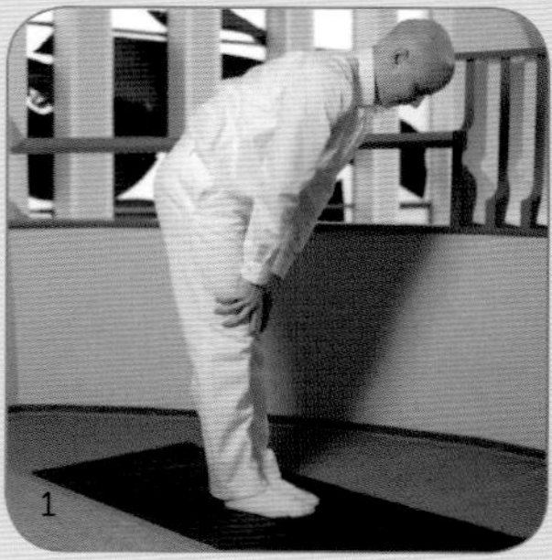

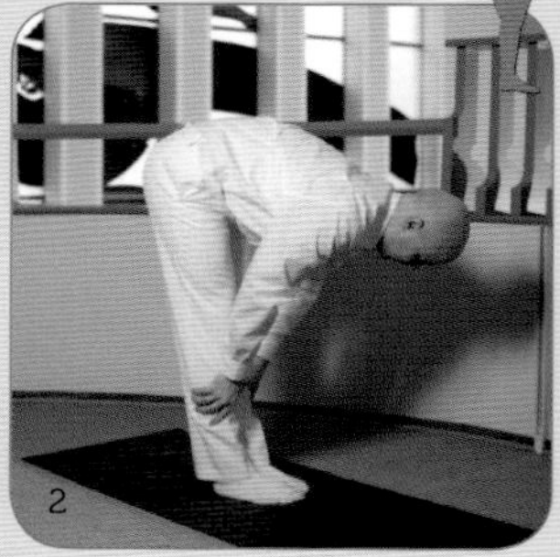

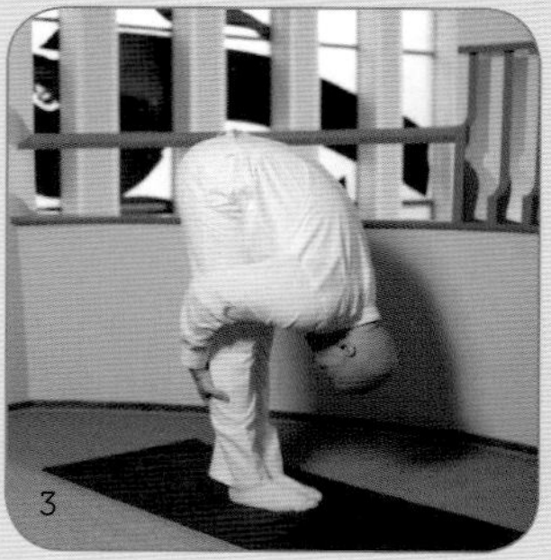

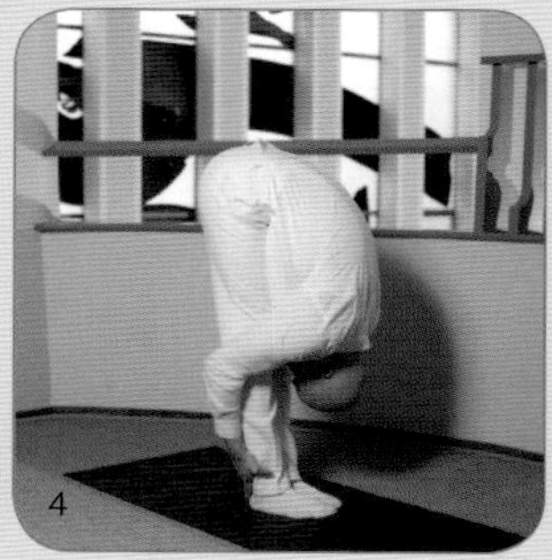

Schließe die Beine, verteile das Gewicht gleichmäßig auf beide Füße und lege die Hände auf die Oberschenkel. Mit der Ausatmung gleite mit den Händen an den Beinen hinunter, achte dabei darauf, dass die Beine gestreckt bleiben. Gehe nur so weit in die Stellung, dass du den Atem gut kontrollieren kannst. Du solltest eine leichte Dehnung in der Rückseite der Beine und im unteren Rücken fühlen.

Halte die Stellung und atme tief in den Bauch. Nach ein paar Atemzügen kannst du die Rückseite der Beine greifen und den Oberkörper sanft in Richtung Beine ziehen. Im Laufe der Zeit kannst du das Kinn zu den Knien bringen. Mit der Einatmung beuge die Beine leicht und richte dich langsam auf.

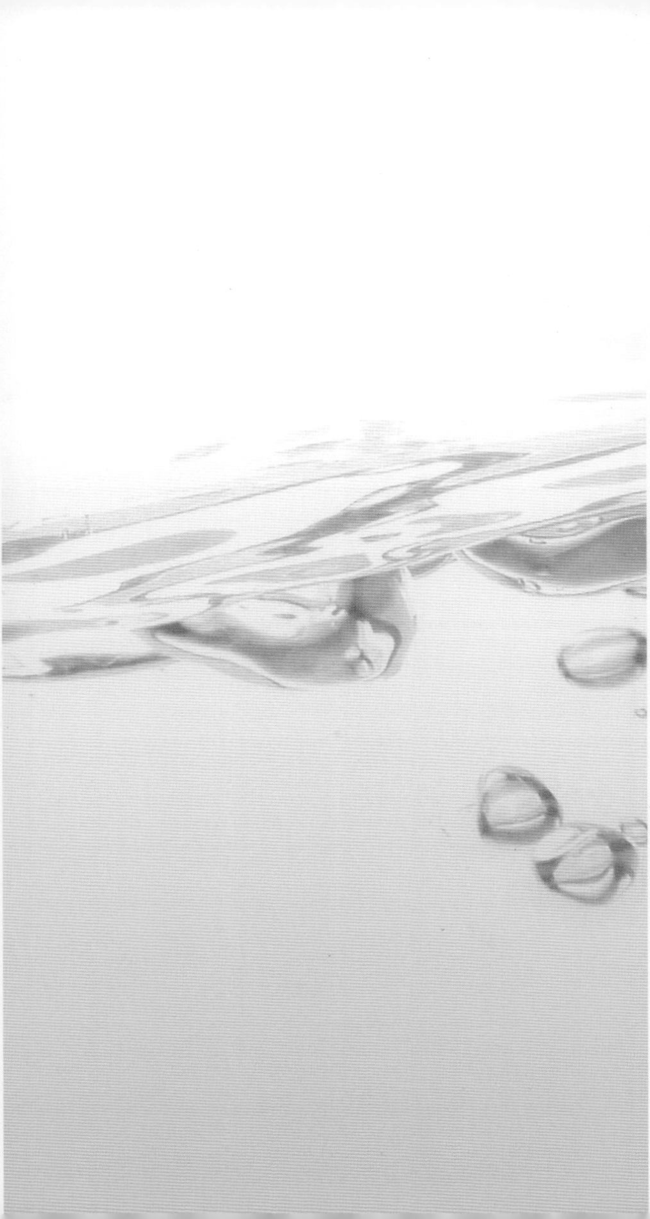

Übung zur Lockerung der Wirbelsäule

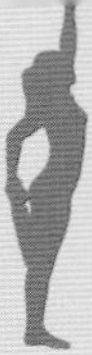

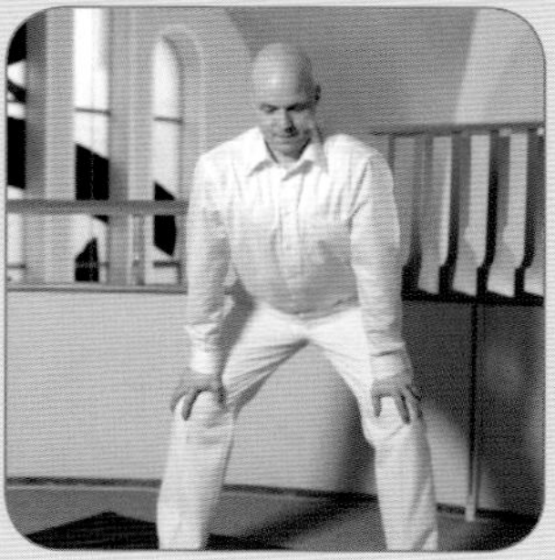

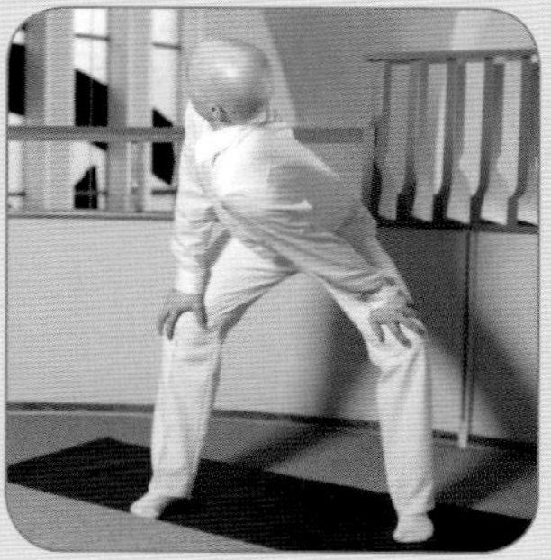

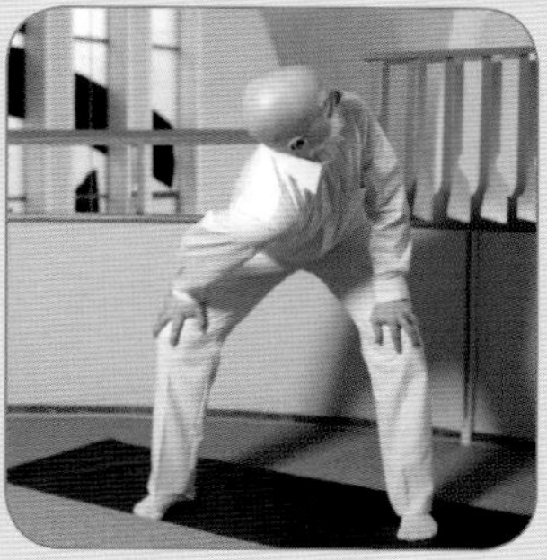

Gib die Beine etwa einen Meter weit auseinander, die Füße sind parallel. Beuge die Knie leicht, sodass sie über den Füßen sind.

Stelle die Hände auf die Knie und gib etwas Druck auf die Hände, sodass du die Wirbelsäule lang ziehst.

Dann drehe den Körper von Seite zu Seite, schaue über die jeweilige Schulter und lockere die Wirbelsäule. Atme tief in den Bauch.

Konzentrations-/ Augenübung

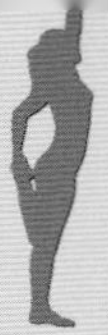

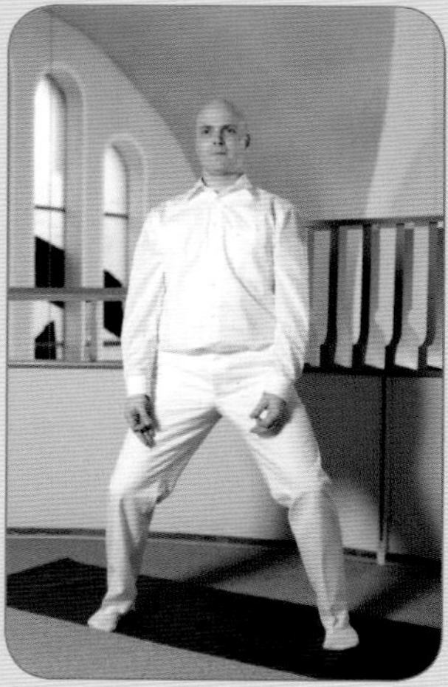

Gib die Beine etwa einen Meter weit auseinander, die Füße sind parallel. Beuge die Knie leicht, sodass sie über den Füßen sind.

Du kannst die Hände auf die Oberschenkel legen und mit den Fingern das „Chin-Mudra" formen. Hierzu formst du mit Daumen und Zeigefinger einen Kreis und streckst die anderen Finger.

Dieses Mudra unterstützt den Konzentrationsaufbau. Halte den Rücken aufrecht und das Gesicht entspannt. Suche vor dir einen Punkt an der Wand und fixiere ihn mit den Augen. Halte die Konzentration auf diesen Punkt gerichtet und probiere nicht zu blinzeln. Wenn die Augen anfangen zu tränen, kannst du sie für einen Moment schließen und dann die Übung noch 1-mal wiederholen. Atme tief in den Bauch. Diese Übung stärkt die Konzentrationskraft und kräftigt die Augen.

Meister Sivananda war einer der großen Yogameister des 20. Jahrhunderts.

Er formulierte den Integralen Yoga, eine Kombination der wichtigsten Aspekte des Yoga, sodass die gesamte menschliche Persönlichkeit harmonisch entwickelt wird. Sampoorna Yoga entstammt dieser Tradition.

Meister Sivanandas Motto war: DO IT NOW (Tue es jetzt).

Krieger-Variation

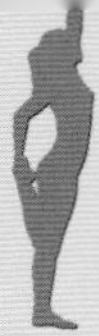

Gib die Beine etwa 1,2 Meter weit auseinander, die Füße sind parallel zueinander.

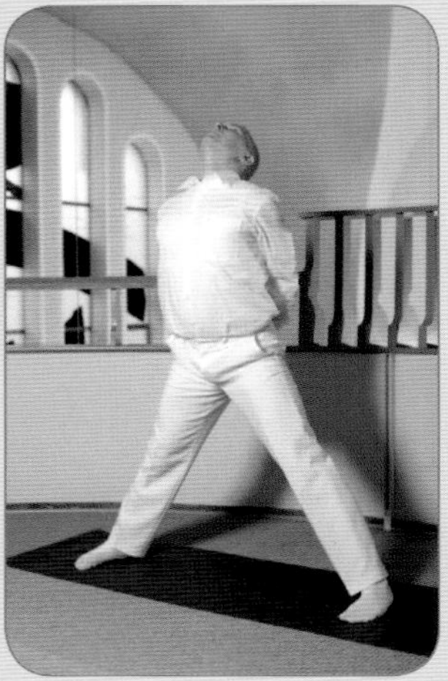

Verschränke die Hände hinter dem Rücken und ziehe sie mit der Einatmung nach unten, weite den Brustkorb. Mit der Ausatmung beuge dich nach vorne und hebe die Arme hinter dir hoch.

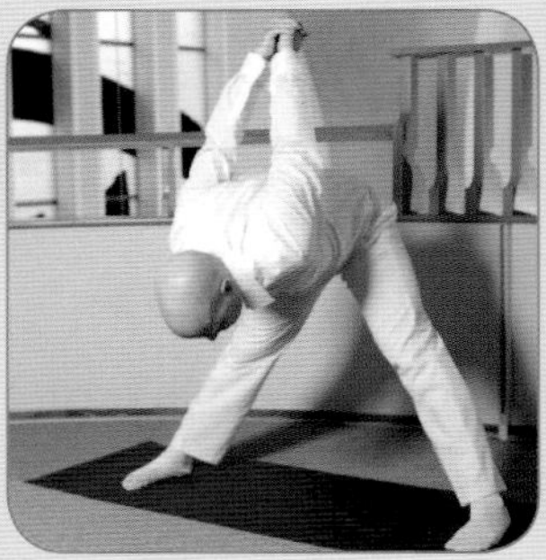

Halte die Stellung und atme tief in den Bauch.

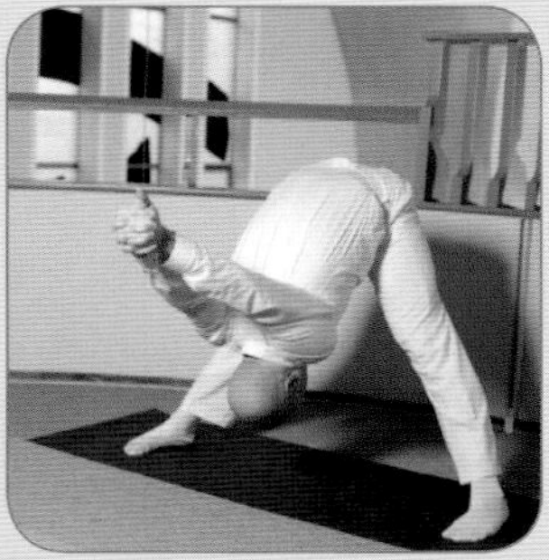

Im Laufe der Zeit kannst du die Arme über den Kopf ziehen. Mit der Einatmung komme aus der Stellung.

Krieger-Variation

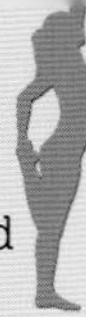

Gib die Beine etwa 1,2 Meter weit auseinander (je nach Körpergröße etwas mehr oder weniger) und drehe den linken Fuß 90 Grad nach außen.

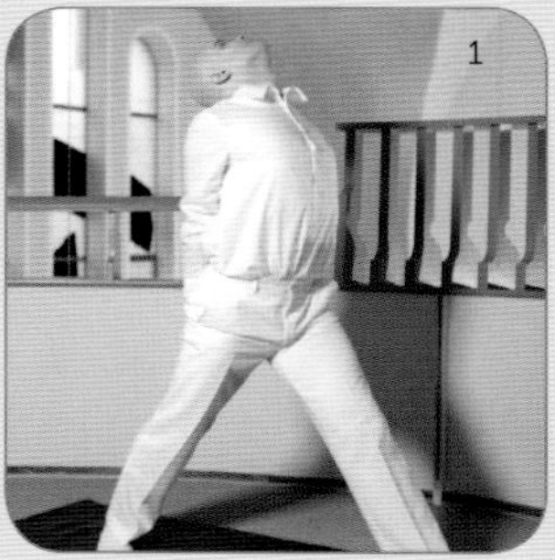

1

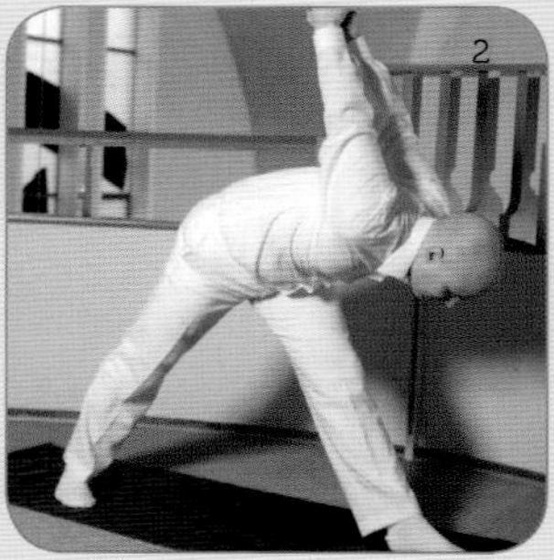

2

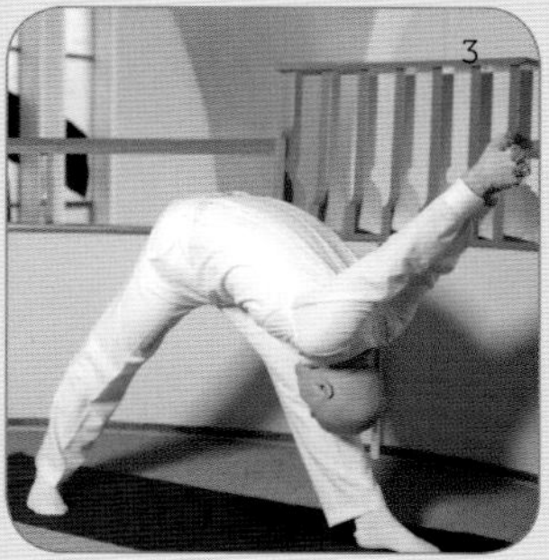

3

Der rechte Fuß dreht etwa 30 Grad in die gleiche Richtung. Drehe den Körper zum linken Bein hin und verschränke die Hände hinter dem Rücken. Mit der Einatmung ziehe die Hände am rechten Bein nach unten, rolle den Kopf in den Nacken und weite den Brustkorb.

Mit der Ausatmung beuge dich zum gestreckten linken Bein hinunter und probiere die Arme hinter dir zu heben. Im Laufe der Zeit kannst du das Kinn zum linken Knie bringen und die Arme über den Kopf ziehen. Halte die Stellung und atme tief in den Bauch. Spüre die Dehnung im linken Bein und den Schultern. Mit der Einatmung komme aus der Stellung und wiederhole auf der anderen Seite. Drehe den rechten Fuß nach außen, verschränke die Hände hinter dem Rücken. Ziehe sie nach unten und beuge dich zum gestreckten rechten Bein.

Krieger-Variation

Gib die Beine etwa 1,2 Meter weit auseinander (je nach Körpergröße etwas mehr oder weniger) und drehe den linken Fuß 90 Grad nach außen.

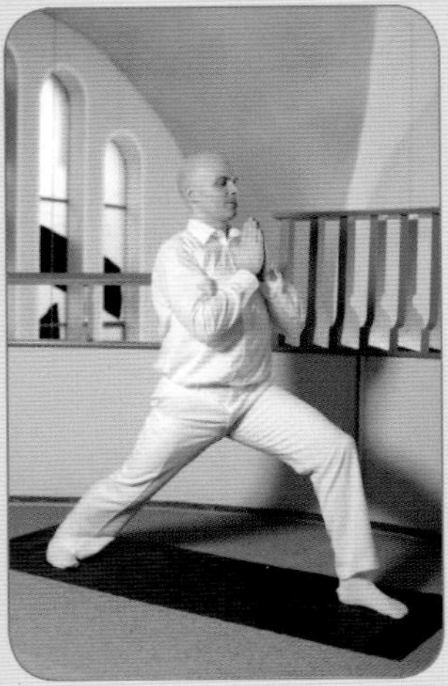

Der rechte Fuß dreht etwa 30 Grad in die gleiche Richtung. Drehe den Körper zum linken Bein hin, beuge das linke Bein, sodass das Knie direkt über dem Fußgelenk und der linke Unterschenkel senkrecht zum Boden ist.

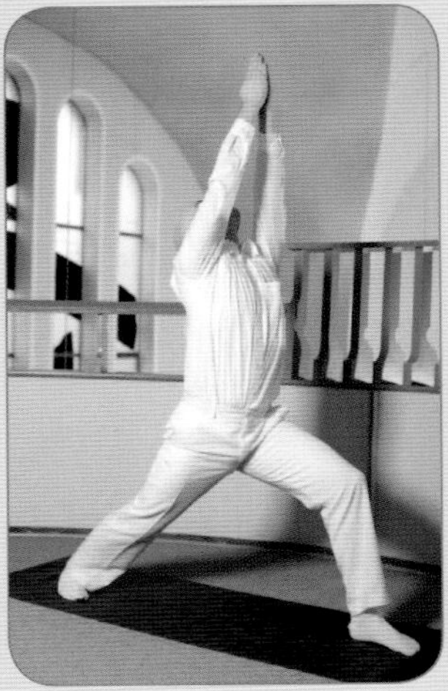

Lege die Hände aufeinander in die Gebetsstellung und strecke die Arme hoch. Die Hände bleiben flach aufeinander, der Kopf rollt in den Nacken und der Blick geht zu den Daumen. Achte darauf, dass das rechte Bein gestreckt bleibt. Halte die Stellung und atme tief in den Bauch.

Komme aus der Stellung und wiederhole auf der anderen Seite. Drehe den rechten Fuß 90 Grad nach außen, den linken hinterher, drehe den Körper zum rechten Bein hin, beuge das Bein und strecke die Arme über den Kopf.

Krieger-Variation

Gib die Beine etwa 1,2 Meter weit auseinander (je nach Körpergröße etwas mehr oder weniger) und drehe den linken Fuß 90 Grad nach außen.

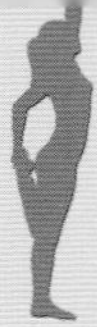

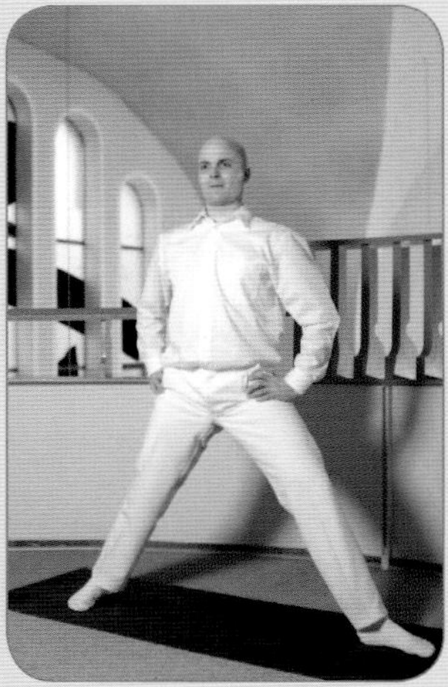

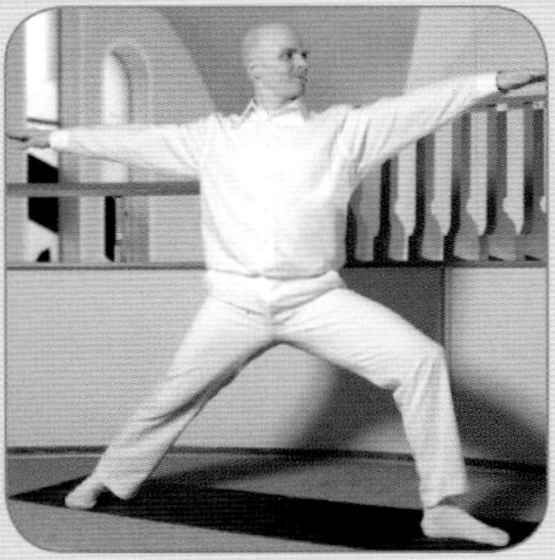

Der rechte Fuß dreht etwa 30 Grad in die gleiche Richtung, die Hände stützen in die Hüften. Beuge das linke Bein, sodass der linke Unterschenkel senkrecht zum Boden und das Knie über dem Fußgelenk ist.

Hebe die Arme auf Schulterhöhe und schaue über die linke Hand zur Seite. Achte darauf, dass das rechte Knie gestreckt bleibt. Halte die Stellung und atme tief in den Bauch. Komme mit der Einatmung aus der Stellung und wiederhole auf der anderen Seite.

Der rechte Fuß dreht 90 Grad nach außen, der linke etwa 30 Grad. Beuge das rechte Knie und hebe die Arme auf Schulterhöhe. Schaue über die rechte Hand zur Seite.

Krieger-Variation

Gib die Beine etwa 1,2 Meter weit auseinander (je nach Körpergröße etwas mehr oder weniger) und drehe den linken Fuß 90 Grad nach außen.

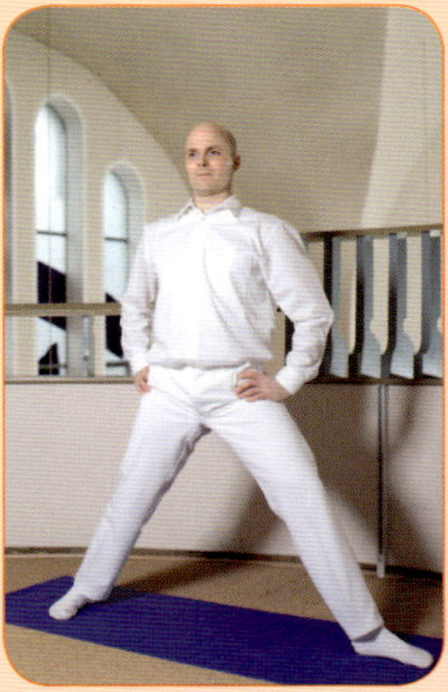

Der rechte Fuß dreht etwa 30 Grad in die gleiche Richtung, die Hände stützen in die Hüften. Beuge das linke Bein, sodass der linke Unterschenkel senkrecht zum Boden und das Knie über dem Fußgelenk ist.

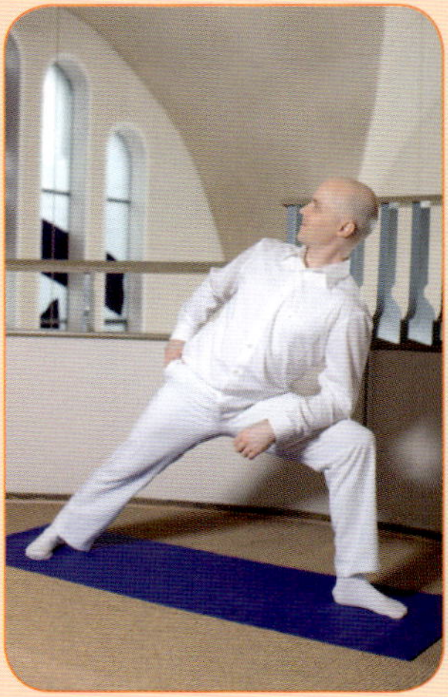

Lege den linken Unterarm auf den linken Oberschenkel und schaue über die rechte Schulter nach oben. Achte darauf, dass das rechte Knie gestreckt bleibt. Halte die Stellung und atme tief in den Bauch. Komme mit der Einatmung aus der Stellung und wiederhole auf der anderen Seite.

Der rechte Fuß dreht 90 Grad nach außen, der linke etwa 30 Grad. Beuge das rechte Knie und lege den rechten Unterarm auf den Oberschenkel. Schaue über die linke Schulter nach oben.

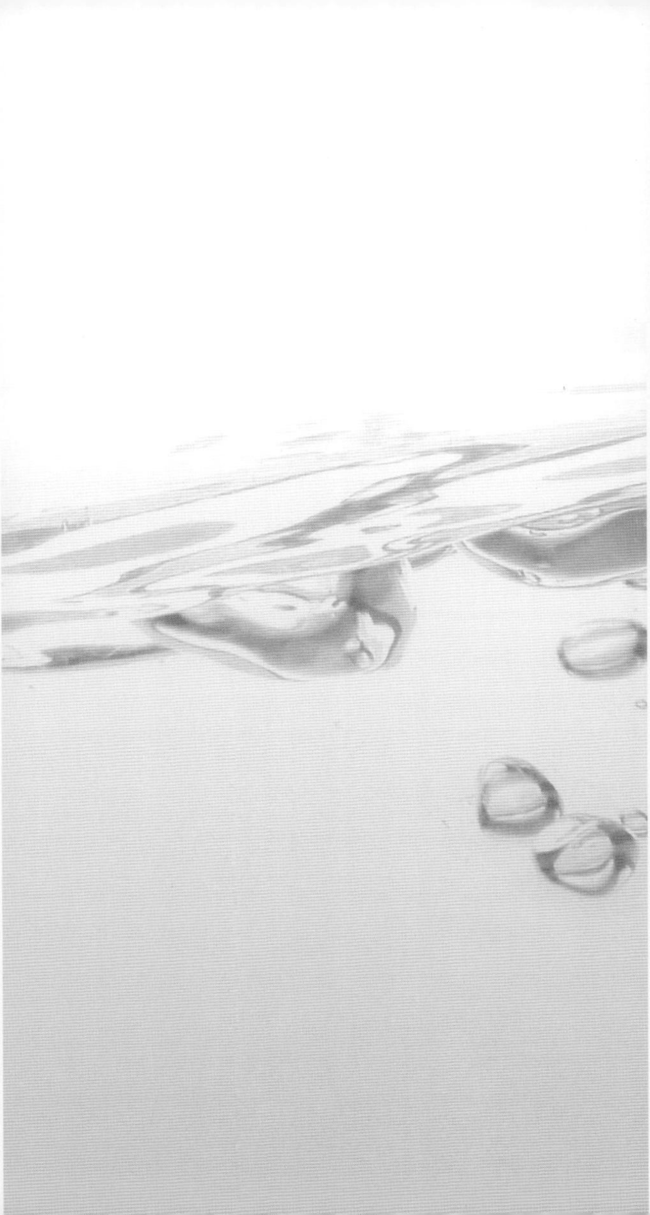

Stelle dich aufrecht hin, spüre den Kontakt der Füße zum Boden und richte den Rücken auf.

Stelle dir vor, dass du mit jeder Ausatmung die Schädeldecke etwas weiter nach oben hebst und so mit jeder Atmung ein kleines bisschen größer wirst.

Übung für den unteren Rücken

Stehe aufrecht, mit geschlossenen Beinen und strecke die Arme über den Kopf. Die Handflächen sind parallel zueinander.

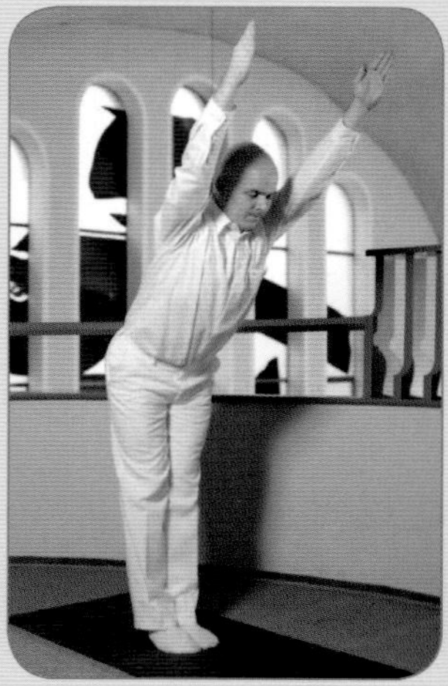

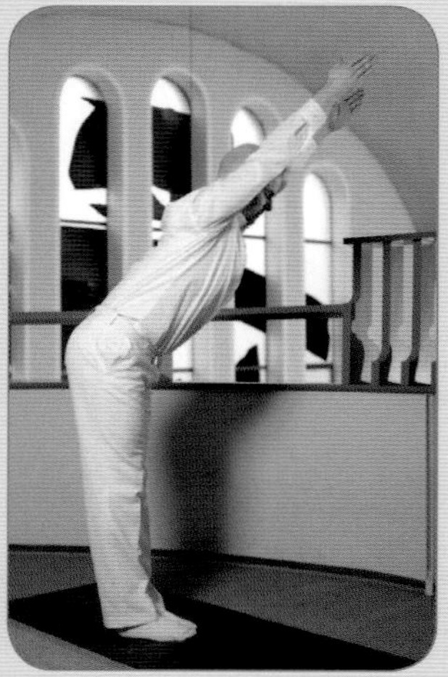

Mit der Ausatmung beuge dich vor, achte dabei darauf, dass der Rücken ganz gerade bleibt, Kopf und Arme in Verlängerung des Oberkörpers.

Halte die Stellung und atme tief in den Bauch. Spüre, wie Rücken- und Schultermuskulatur angespannt sind. Mit der Einatmung komme wieder hoch. Wiederhole 2- bis 3-mal.

Übung für den unteren Rücken

Stehe aufrecht, mit geschlossenen Beinen und lege die Arme an den Körper.

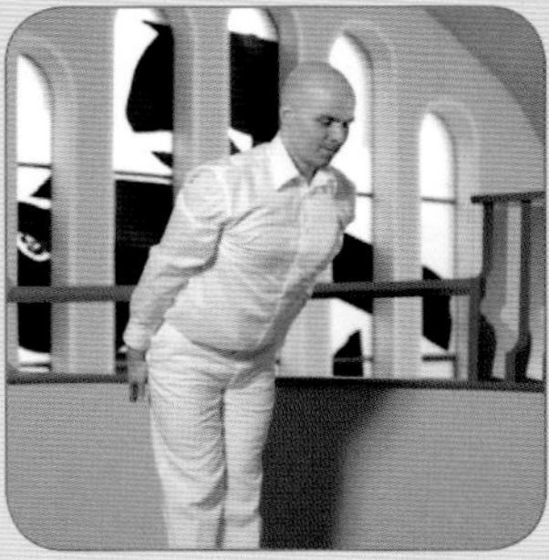

Beuge dich mit der Ausatmung nach vorne, achte dabei darauf, dass der Rücken gerade bleibt und der Kopf in der Verlängerung der Wirbelsäule ist.

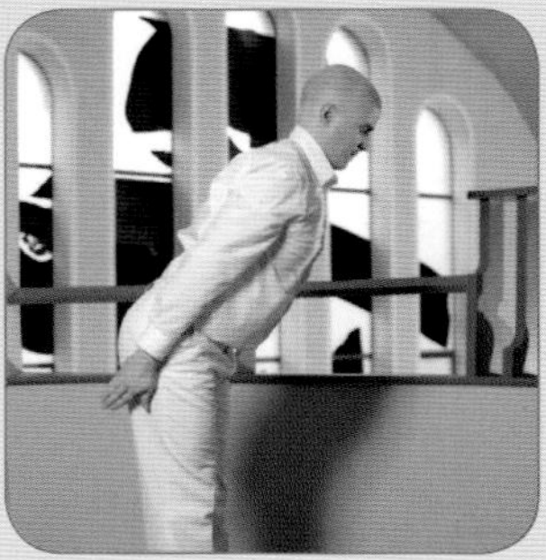

Halte die Stellung und atme tief in den Bauch. Spüre, wie die gesamte Rückenmuskulatur angespannt ist.

Komme mit der Einatmung wieder hoch. Wiederhole 2- bis 3-mal.

Aufwärmübung aus dem Sonnengruß

Stehe aufrecht, mit geschlossenen Beinen, die Arme sind entspannt am Körper.

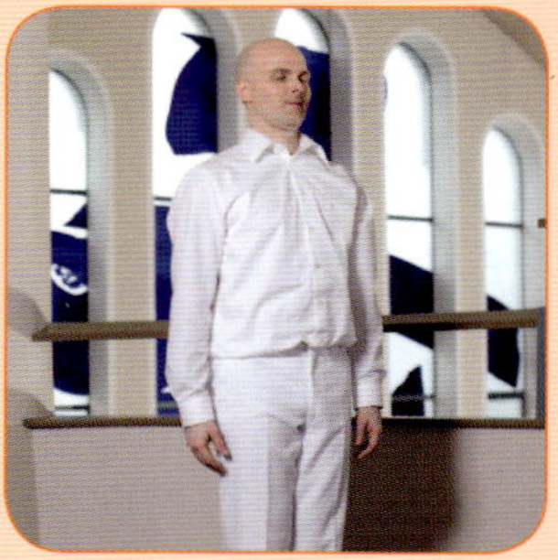

Atme ein, mit der Ausatmung presse die Hände vor der Brust zusammen und ziehe die Handgelenke nach unten, ohne sie voneinander zu lösen. Spüre die Dehnung in den Handgelenken.

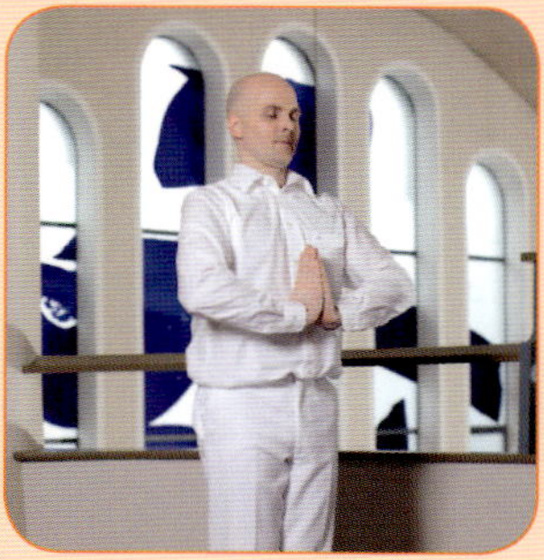

Mit der nächsten Einatmung strecke die Arme hoch und rolle den Kopf in den Nacken, blicke zu den Daumen.

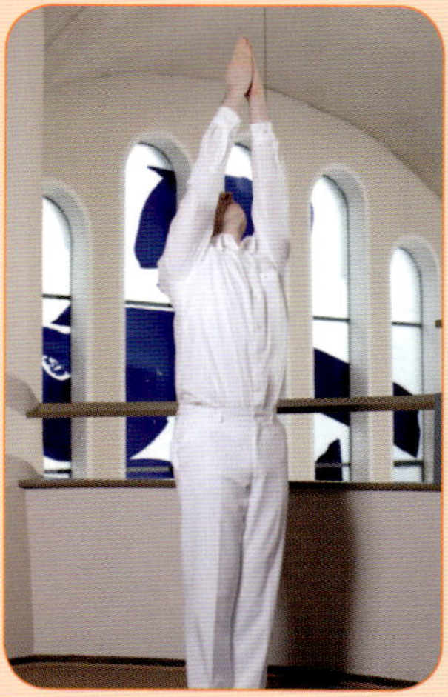

Mit der nächsten Ausatmung senke die Arme wieder ab. Wiederhole die Übung 4- bis 6-mal.

Durch richtiges Atmen entspannt der Körper, wodurch er leichter in seinen natürlichen Zustand von Gesundheit und Ausgeglichenheit kommen kann.

Richtiges Atmen wird es dir erleichtern, das Gleichgewicht zu finden.

Atemübung

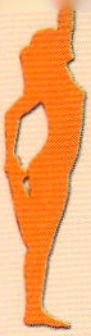

Die Bauchatmung ist der natürliche Atem, und du solltest probieren, ihn während der Übungen aufrecht zu erhalten.

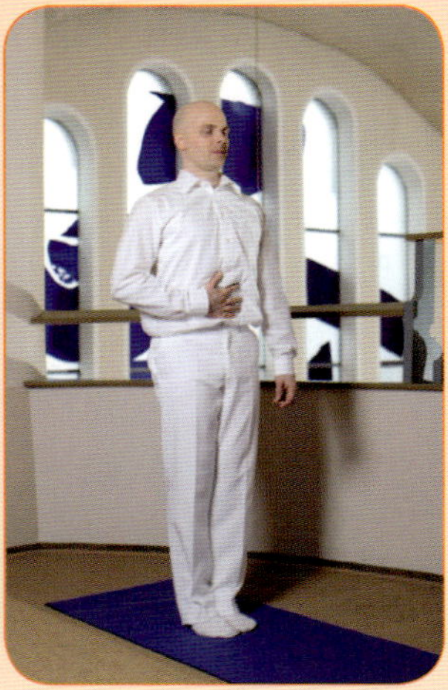

Auch diese Übung kannst du immer wieder im Alltag üben, bis sie zu deiner normalen Atmung wird. Lege hierzu eine Hand auf den Bauchnabel und beobachte, wie die Hand mit der Ausatmung Richtung Wirbelsäule geht.

Mit der Einatmung wölbt sich der Bauch nach außen, wie ein Ballon. Stelle einen Atemrhythmus her, sodass du etwa 3 bis 4 Sekunden lang einatmest und 3 bis 4 Sekunden lang aus. Zähle geistig die Sekunden der Ein- und Ausatmung, um einen gleichmäßigen Rhythmus herzustellen und den Geist konzentriert zu halten. Wenn möglich, schließe die Augen.

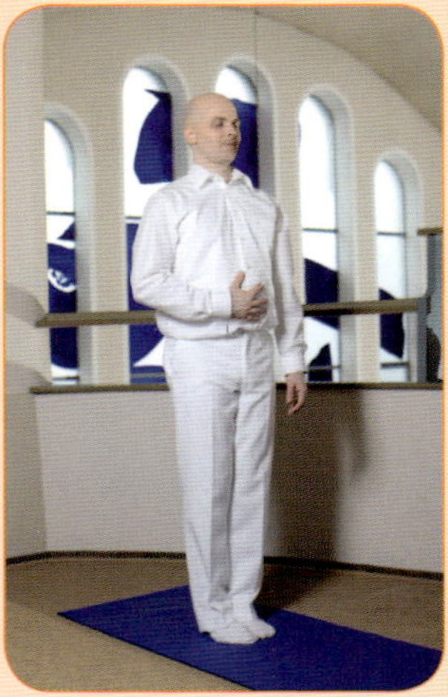

Richtiges Stehen

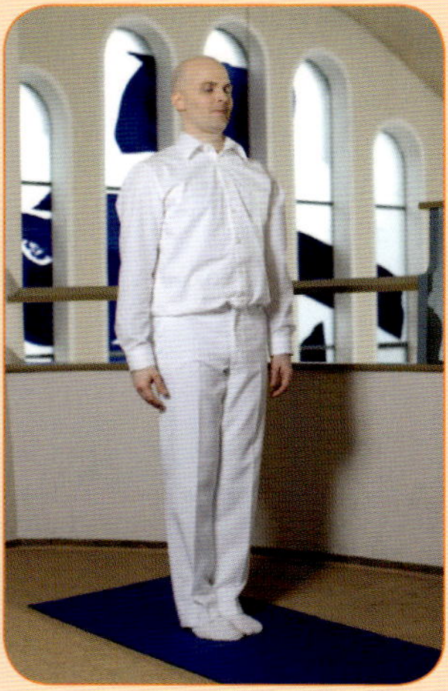

Ziel der Stellung ist es, den Körper so gut auf- und auszurichten, dass er mehr oder weniger vollkommen anstrengungsfrei steht. Entspannt und fest zugleich.

Hierzu schließe die Beine, probiere Fersen und große Zehen aneinanderzulegen. Spreize die Zehen aus, sodass du einen guten Kontakt zum Boden hast.

Dann beuge die Knie minimal, sodass die Oberschenkelmuskulatur leicht angespannt ist. Nun stelle dir vor, dass sich das Steißbein leicht nach unten senkt, sodass das Becken leicht nach hinten rollt und sich das Schambein hebt. Hierdurch spannt die Bauchmuskulatur leicht an.

Richte den Oberkörper auf und hebe das Brustbein leicht nach oben. Die Arme hängen entspannt am Körper, die Schädeldecke streckt nach oben, sodass sich auch der Nacken aufrichtet. Das Gesicht ist entspannt, wenn möglich schließe die Augen. Zu Beginn ist es gut, die Stellung mit geschlossenen Beinen zu üben. Im Laufe der Zeit kannst du sie auch mit geöffneten Beinen oder beim Laufen anwenden.

Zum Üben mit dem Flipchart

Dieser Flipchart bietet Ihnen die Möglichkeit, Ihre Yogapraxis ganz individuell an Ihr tägliches Leben anzupassen. So können Sie sowohl die Dauer der Übungseinheit als auch die sich darin befindenden Übungen passend zur jeweiligen Gegebenheit wählen.

Ich habe die Übungen so gewählt, dass sie mehr oder weniger überall, zu jeder Zeit ausführbar sind. Wie bereits erwähnt, besteht eine komplette Sampoorna Hatha Yoga Übungsreihe aus Übungen, die den gesamten Körper mit einbeziehen. Deshalb bietet jede Spalte einen vollständigen in sich geschlossenen Übungsablauf mit verschiedenen Variationen für einzelne Übungen.

Sie haben beim Zusammenstellen der Übungen verschiedene Möglichkeiten:

Sie können in einer Spalte bleiben oder aus den drei Spalten Übungen wählen.

Sie können den Zeitaufwand variieren, indem Sie die Anzahl der Übungen verändern. Hierbei können Sie eine ganze Übungsreihe machen oder so weit reduzieren, dass Sie nur eine Übung machen. Selbstverständlich ist es besser, mehr Übungen zu machen, aber auch eine Übung ist mehr als keine Übung.

Wenn Sie Übungen für sich zusammengestellt haben, sollten Sie diese ein paar Tage hintereinander ausführen, damit Sie die guten Wirkungen der Übungen spüren können. Wenn Sie die Übungen verändern wollen, können Sie auch dies schrittweise tun, indem Sie immer nur eine Übung verändern oder Sie können das ganze „Paket" auf einmal verändern.

Sampoorna Hatha Yoga

Das System des Sampoorna Hatha Yoga strebt danach, Symmetrie, Harmonie und Ausgeglichenheit in allen Systemen des Körpers herzustellen. Deshalb verwenden wir Übungsreihen, die immer den ganzen Körper mit einbeziehen.

Ziel ist es, den Körper gleichmäßig zu kräftigen und zu dehnen und ihn so Schritt für Schritt zu seinem natürlichen Zustand der Gesundheit zurückzubringen. Das Hauptaugenmerk der Yogapraxis liegt auf der Wirbelsäule, da sie unter anderem alle anderen Körperteile miteinander verbindet und einen wichtigen Teil des Nervensystems (das Rückenmark) schützt (für eine ausführliche und tief gehende Beschreibung des Sampoorna Hatha Yoga Systems empfehle ich Ihnen mein Buch „Das Hatha Yoga Lehrbuch", systemed Verlag).

Jede einzelne Spalte in diesem Flipchart bietet Ihnen eine vollständige Sampoorna Hatha Yoga Übungsreihe, die den gesamten Bewegungsapparat des Körpers beansprucht.

systemed Verlag
Kastanienstraße 10 · D-44534 Lünen
Telefon 02306 63934
Telefax 02306 61460
www.systemed.de · faltin@systemed.de

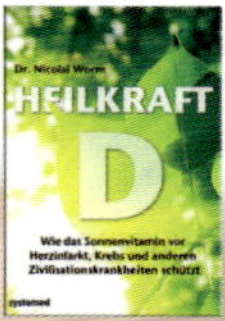

Heilkraft D.
Wie das Sonnenvitamin vor Herzinfarkt, Krebs und anderen Zivilisationskrankheiten schützt.
Von Dr. Nicolai Worm
978-3-927372-47-4 — 15,95 EUR

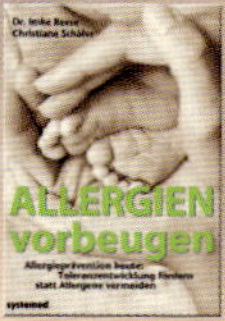

Allergien vorbeugen.
Allergieprävention heute.
Toleranzentwicklung fördern statt Allergene vermeiden.
Von Dr. Imke Reese und Christiane Schäfer
978-3-927372-50-4 — 14,95 EUR

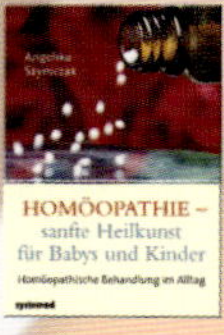

Homöopathie – sanfte Heilkunst für Babys und Kinder.
Homöopathische Behandlung im Alltag.
Von Angelika Szymczak
978-3-927372-49-8 — 19,95 EUR

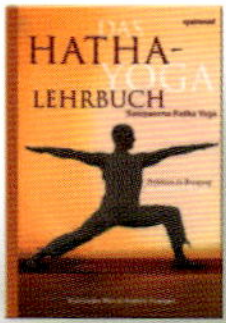

Das Hatha Yoga Lehrbuch.
Sampoorna Hatha Yoga,
Perfektion in Bewegung.
Die 150 schönsten Übungen.
Von Marcel Anders-Hoepgen
978-3-927372-53-5 — 29,95 EUR

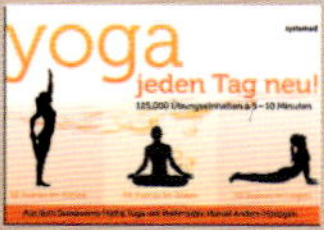

Yoga: Jeden Tag neu!
Unzählige Übungseinheiten à 5 bis 10 Minuten.
Von Marcel Anders-Hoepgen
978-3-927372-69-6 — 28,00 EUR

Audio-CDs und DVDs von Marcel Anders-Hoepgen

- **Kraft tanken. Entspannung für den Tag.**
  978-3-927372-61-0 — 9,95 EUR
- **Gut schlafen. Entspannung für die Nacht.**
  978-3-927372-62-7 — 9,95 EUR
- **Die Hatha Yoga Stunde**
  978-3-927372-65-8 — 14,95 EUR
- **Die Hatha Yoga Stunde (DVD)**
  978-3-927372-64-1 — 17,95 EUR
- **Augenentspannung**
  978-3-927372-71-9 — 8,95 EUR
- **Gleichgewicht**
  978-3-927372-72-6 — 8,95 EUR
- **Nackenentspannung**
  978-3-927372-70-2 — 8,95 EUR

Leseempfehlungen rund um LOGI und um den gesunden Lebensstil.

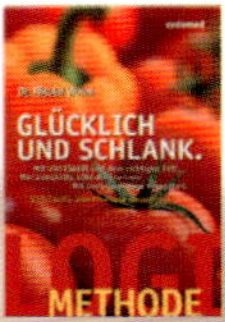

LOGI-METHODE.
Glücklich und schlank.
Mit viel Eiweiß und dem richtigen Fett.
Das komplette LOGI-Basiswissen.
Von Dr. Nicolai Worm
978-3-927372-26-9 — 19,90 EUR

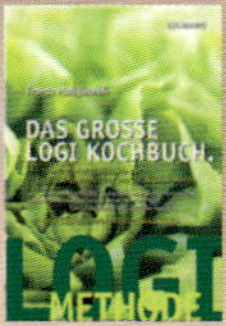

LOGI-METHODE.
Das große LOGI-Kochbuch.
120 raffinierte Rezepte zur Ernährungsrevolution von Dr. Nicolai Worm.
Mit exklusiven LOGI-Kompositionen der Spitzenköche Alfons Schuhbeck, Vincent Klink, Ralf Zacherl, Christian Henze und Andreas Gerlach.
Von Franca Mangiameli
978-3-927372-29-0 — 19,95 EUR

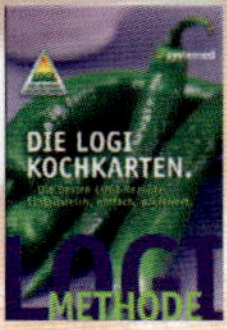

LOGI-METHODE.
Die LOGI-Kochkarten.
Die besten LOGI-Rezepte.
Einfallsreich, einfach, preiswert.
978-3-927372-45-0 — 17,95 EUR

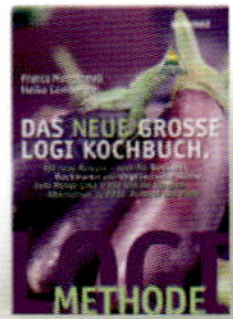

LOGI-METHODE.
Das neue große LOGI-Kochbuch.
120 neue Rezepte – auch für Desserts, Backwaren und vegetarische Küche.
Jede Menge LOGI-Tricks und die klügsten Alternativen zu Pizza, Pommes und Pasta.
Von Franca Mangiameli und Heike Lemberger
978-3-927372-44-3 — 19,95 EUR

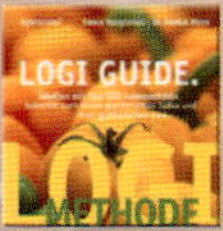

LOGI-METHODE.
LOGI-Guide.
Tabellen mit über 500 Lebensmitteln, bewertet nach ihrem glykämischen Index und ihrer glykämischen Last.
Von Franca Mangiameli und Dr. Nicolai Worm
978-3-927372-28-3 — 6,90 EUR

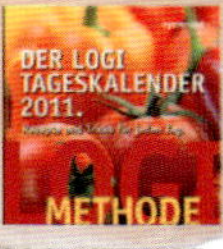

LOGI-METHODE.
LOGI-Tageskalender 2011.
Rezepte und Tricks für jeden Tag.
978-3-927372-58-0 — 15,95 EUR

Yoga ist das zur
Ruhe kommen der
Gedanken im Geist.
Wenn der Geist zur
Ruhe kommt, erlebt
man seine wahre
Natur, die Göttlichkeit.

— Maharishi Patanjali

Konzentrationsübung

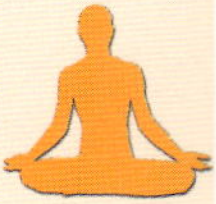

Sitze aufrecht und schließe die Augen. Atme ein paar Mal tief ein und aus, um den Körper zu energetisieren.

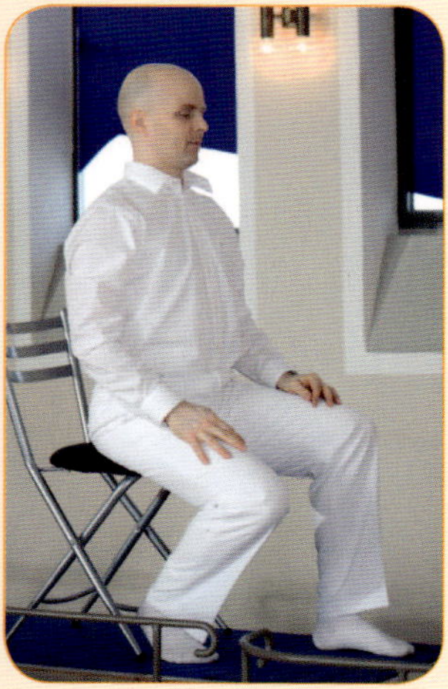

Gib dem Körper den Befehl, für ein paar Minuten entspannt und regungslos zu bleiben. Dann ziehe den Geist zurück von allen Gedanken und Ablenkungen.

Richte deine Aufmerksamkeit auf die Nasenspitze und beobachte, wie der Atem ganz natürlich ein- und ausfließt.

Spüre, wie er sich mit der Einatmung leicht in der Nasenspitze kräuselt und mit der Ausatmung etwas wärmer wieder ausfließt. Dann beginne, die Atemzüge zu zählen. Zähle einatmen, ausatmen 1. Einatmen, ausatmen 2 ...

Zähle immer von 1 bis 10. Wenn du bei 10 angelangt bist, beginne wieder bei 1. Wenn du dich verzählst oder den Faden verlierst, beginne wieder bei 1. Mache mindestens eine Runde 1 bis 10. Um die Übung zu beenden, vertiefe den Atem, bewege leicht Hände und Füße und öffne die Augen.

Konzentrationsübung

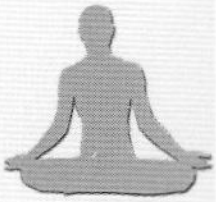

Sitze aufrecht und schließe die Augen.
Atme ein paar Mal tief ein und aus, um den Körper zu energetisieren.

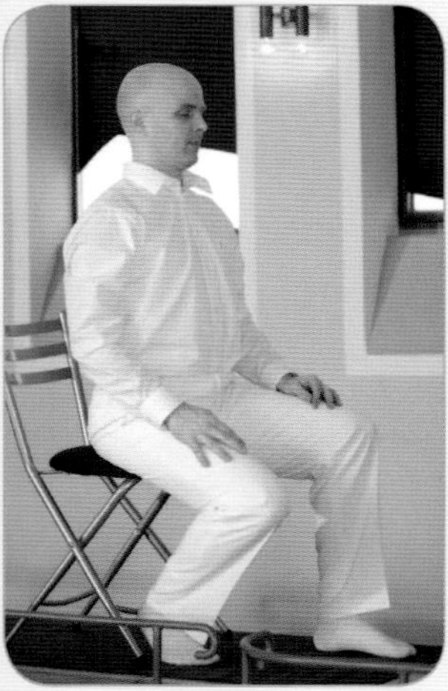

Gib dem Körper den Befehl, für ein paar Minuten entspannt und regungslos zu bleiben. Dann ziehe den Geist zurück von allen Gedanken und Ablenkungen. Richte ihn auf den Punkt zwischen den Augenbrauen, das dritte Auge, den Sitz des Bewusstseins.

Trainiere den Geist, sich auf diesen Punkt zu konzentrieren. Du wirst dann sehr bald das Pulsieren des Herzschlages dort spüren. Nutze den Rhythmus des Pulsierens, um geistig OM zu wiederholen. Dadurch wird der Geist mit einer positiven Schwingung angefüllt und bleibt konzentriert. Wenn du so übst, wirst du schnell in einen Zustand tiefer Entspannung kommen und kannst dich nach wenigen Minuten vollkommen entspannt und erfrischt fühlen.

Um die Übung zu beenden, vertiefe den Atem, bewege leicht Hände und Füße und öffne die Augen.

Konzentrationsübung

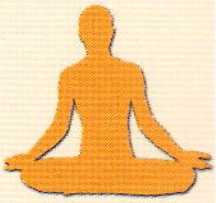

Sitze aufrecht und schließe die Augen. Atme ein paar Mal tief ein und aus, um den Körper zu energetisieren.

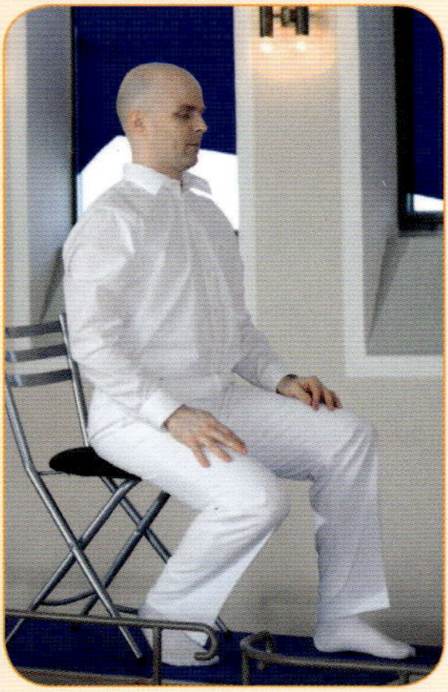

Bringe die Aufmerksamkeit zu den Füßen und spüre den Kontakt der Füße zum Boden. Spüre, wie du das Gewicht der Beine über die Füße an den Boden abgeben kannst. Lasse die Beine los. Dann bringe die Aufmerksamkeit zum Gesäß, spüre den Kontakt zum Stuhl.

Spüre, wie du das Gewicht des Oberkörpers an den Stuhl abgeben kannst. Lasse den Oberkörper los. Spüre, wie die Hände auf den Oberschenkeln liegen, spüre das Gewicht der Hände, lasse sie los und entspanne. Probiere nun den ganzen Körper wahrzunehmen, wie er entspannt und trotzdem aufrecht auf dem Stuhl sitzt. Spüre, wie durch die Entspannung des Körpers und die Konzentration des Geistes der Geist langsam zur Ruhe kommt und dadurch klarer und wacher wird.

Dann vertiefe den Atem, bewege leicht Hände und Füße und öffne die Augen.

Endentspannung

Sitze aufrecht, bringe die Aufmerksamkeit zum rechten Bein. Atme ein und hebe das rechte Bein ein paar Zentimeter vom Boden hoch.

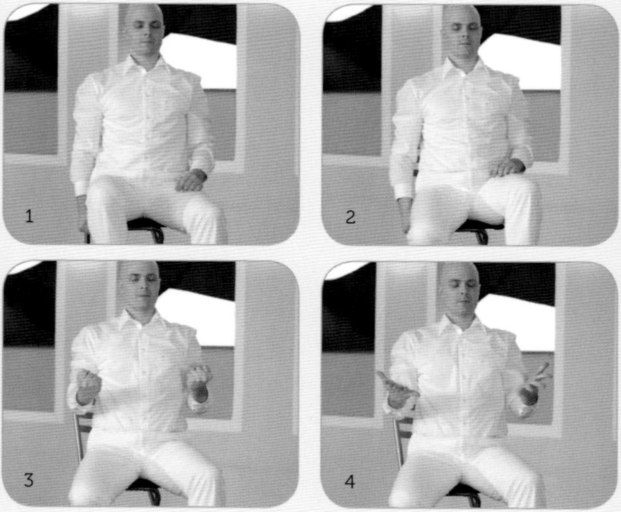

Halte den Atem an und spanne das rechte Bein fest an. Lasse es mit der Ausatmung zum Boden fallen. Wiederhole ein zweites Mal, dann wiederhole mit dem linken Bein.

Spüre, wie entspannt sich die Beine anfühlen. Dann hebe die Arme an, halte den Atem, mache Fäuste, spreize die Finger und lasse sie mit der Ausatmung zu den Beinen fallen. Wiederhole ein zweites Mal, dann spüre die Entspannung in den Armen.

Bleib noch ein paar Momente ruhig sitzen, nimm den Körper bewusst wahr, dann vertiefe den Atem und öffne langsam die Augen.

Seitliche Beugung der Wirbelsäule

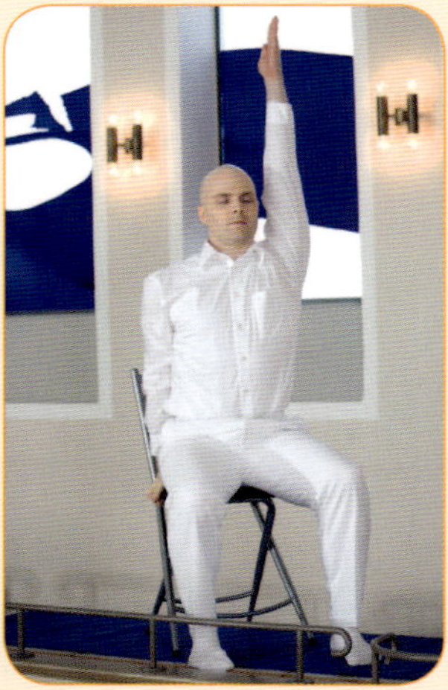

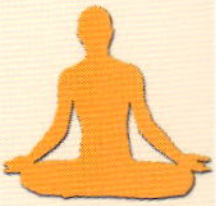

Sitze aufrecht, die Füße sind parallel und flach am Boden.

Strecke den linken Arm hoch und stelle die rechte Hand neben dir auf die Sitzfläche oder lasse den Arm entspannt hängen. Strecke dich mit der Einatmung hoch und dehne die Wirbelsäule.

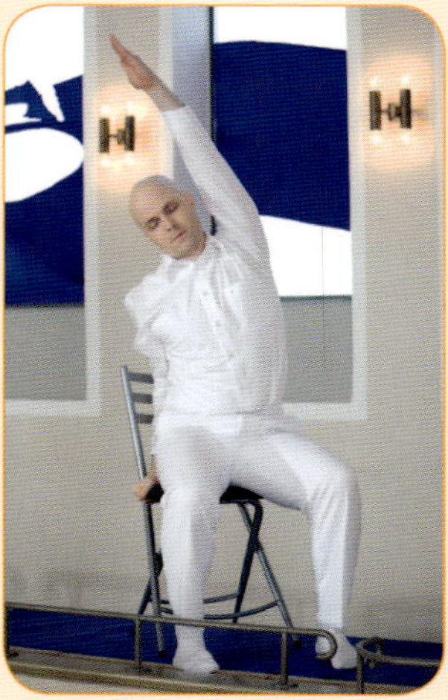

Mit der Ausatmung beuge dich nach rechts. Achte dabei darauf, dass du dich ganz gerade nach rechts beugst. Atme tief weiter. Komme mit der Einatmung aus der Stellung und wiederhole auf der anderen Seite.

Probiere die Bewusstheit, mit der du die Yogaübungen ausführst, auf die Bewegungen deines täglichen Lebens zu übertragen.

So kann jede Arbeit, die du verrichtest, zu einer Yogaübung werden.

Drehsitz

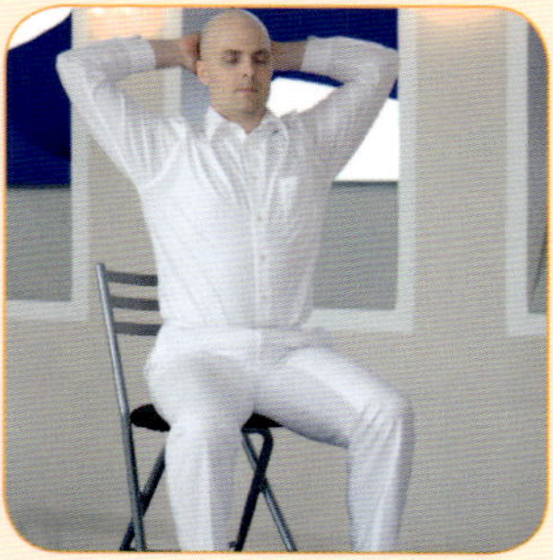

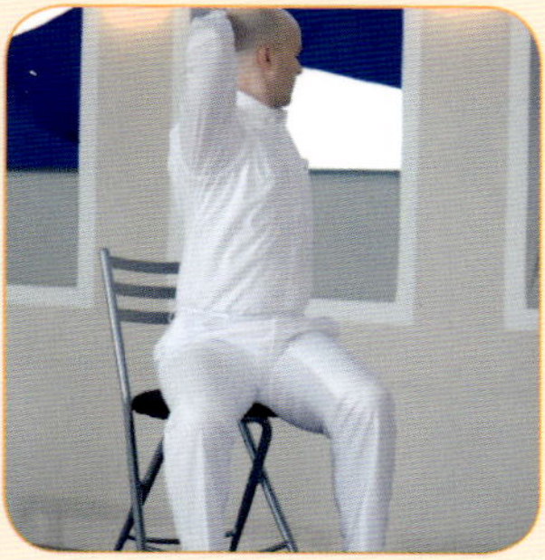

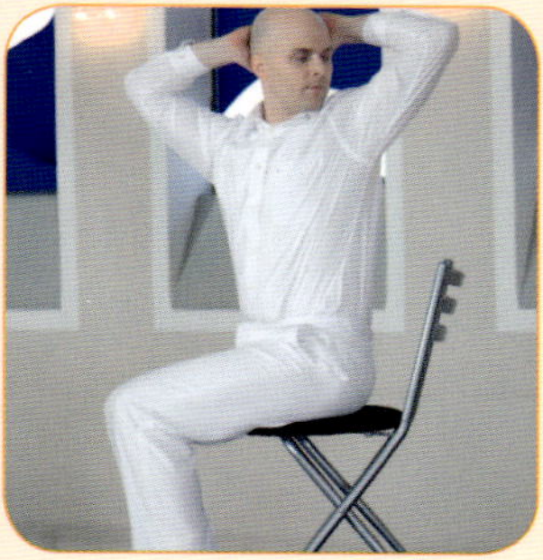

Sitze aufrecht, die Füße sind parallel und flach am Boden. Verschränke die Hände hinter dem Kopf und ziehe die Ellbogen nach außen.

Mit der Einatmung richte dich auf und mit der Ausatmung drehe dich so weit es geht nach links.

Stelle dir dabei vor, dass der linke Ellbogen die Bewegung führt und der Kopf nur leicht mitdreht, so vermeidest du Spannung im Nacken. Halte die Stellung und atme tief weiter.

Du kannst dich mit jeder Ausatmung etwas weiter nach links drehen, achte dabei darauf, dass der Rücken aufrecht bleibt. Komme aus der Stellung und wiederhole auf der anderen Seite. Dieses Mal stelle dir vor, dass der rechte Ellbogen die Bewegung führt, während du dich nach rechts drehst.

Drehsitz

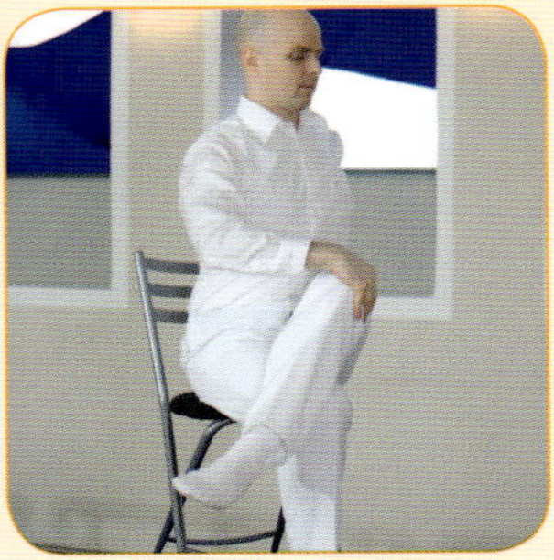

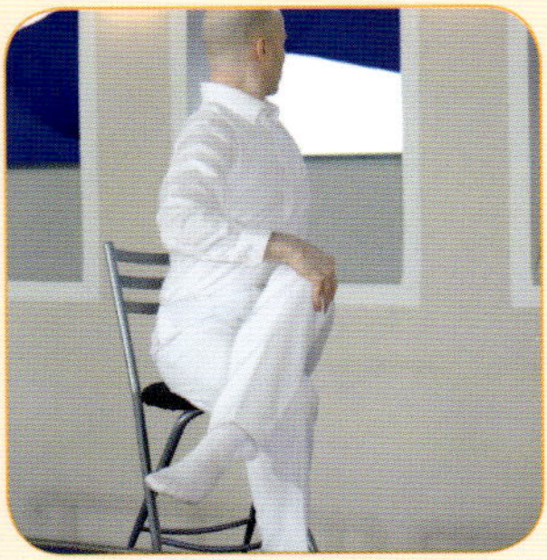

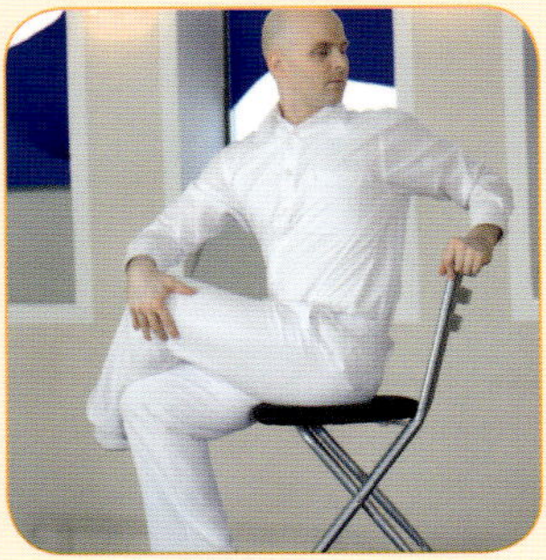

Sitze aufrecht und lege das linke Bein über das rechte Knie. Lege die rechte Hand auf das linke Knie und greife mit der linken Hand die Stuhllehne. Mit der Einatmung richte dich auf und mit der Ausatmung drehe dich so weit es geht nach links. Stelle dir dabei vor, dass die linke Schulter die Bewegung führt und der Kopf nur leicht mitdreht, so vermeidest du Spannung im Nacken. Halte die Stellung und atme tief weiter.

Du kannst dich mit jeder Ausatmung etwas weiter nach links drehen, achte dabei darauf, dass der Rücken aufrecht bleibt. Komme aus der Stellung und wiederhole auf der anderen Seite.

Jetzt geht das rechte Bein über das linke, die linke Hand zum rechten Knie, die rechte Hand auf die Stuhllehne und du drehst dich nach rechts.

Drehsitz

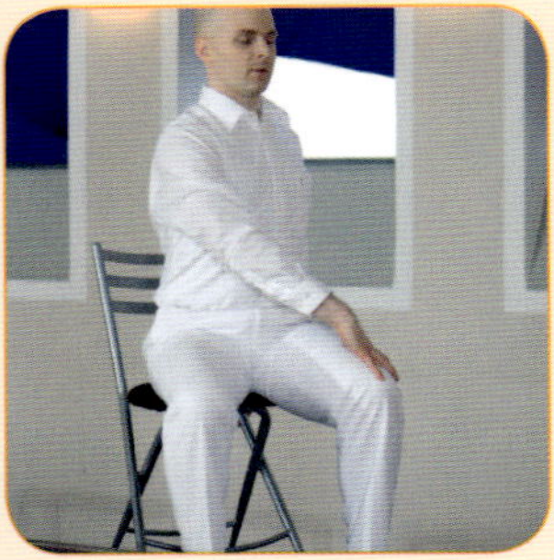

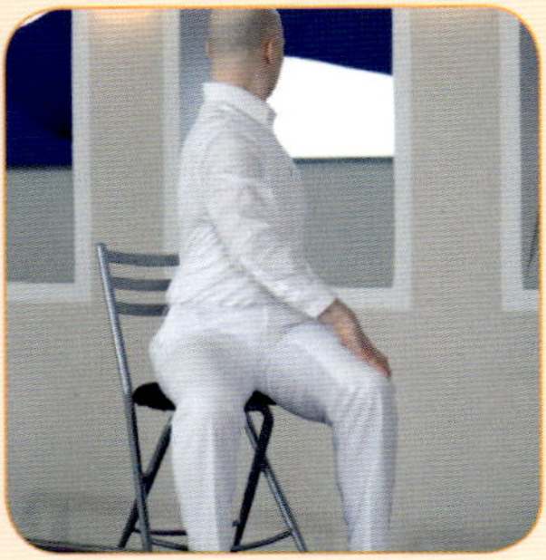

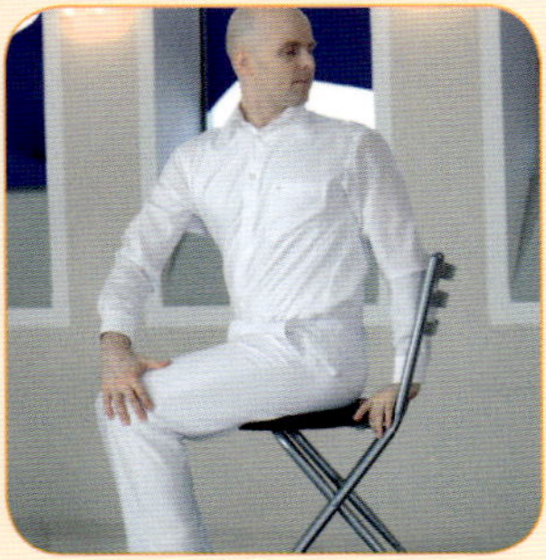

Sitze aufrecht, die Füße sind parallel und flach am Boden. Lege die rechte Hand auf das linke Knie und stelle die linke Hand hinter dir auf die Sitzfläche.

Mit der Einatmung richte dich weiter auf und mit der Ausatmung drehe dich so weit es geht nach links. Stelle dir dabei vor, dass die linke Schulter die Bewegung führt und der Kopf nur leicht mitdreht, so vermeidest du Spannung im Nacken. Halte die Stellung und atme tief weiter.

Du kannst dich mit jeder Ausatmung etwas weiter nach links drehen, achte dabei darauf, dass der Rücken aufrecht bleibt. Komme aus der Stellung und wiederhole auf der anderen Seite. Jetzt geht die linke Hand zum rechten Knie, die rechte Hand auf die Sitzfläche und du drehst dich nach rechts.

Rückwärtsbeugende Übung

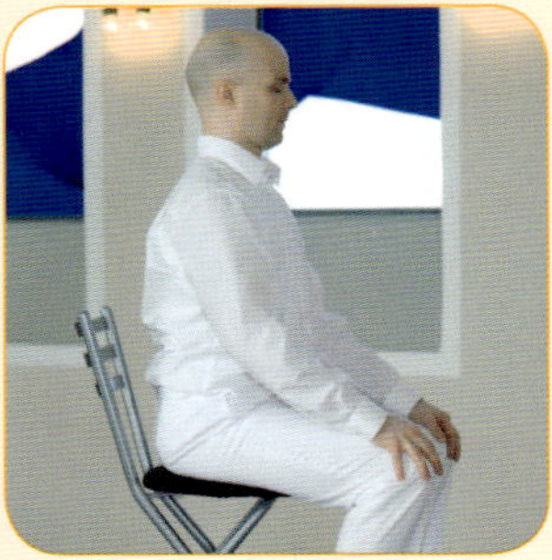

Sitze aufrecht und lege die Hände auf die Knie. Die Füße sind parallel und flach am Boden.

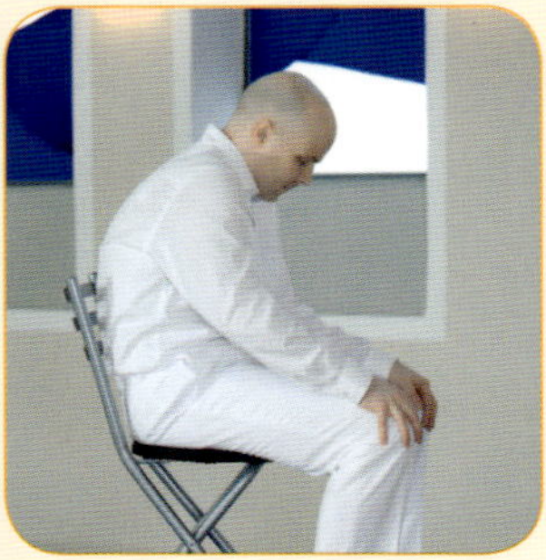

Mit der Ausatmung lasse den Kopf nach vorne sinken und runde den Rücken.

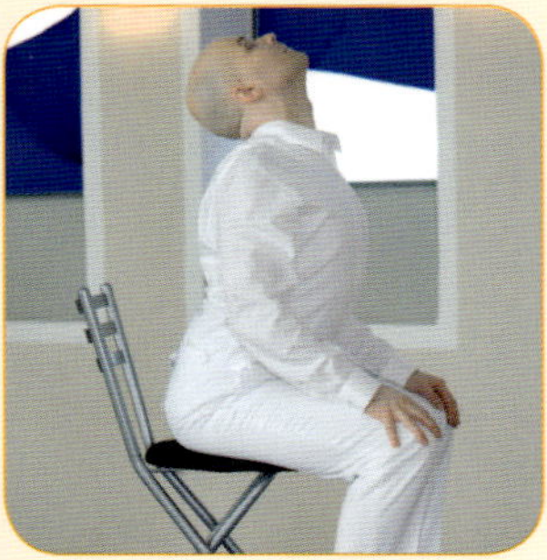

Mit der Einatmung richte dich wieder auf, rolle den Kopf in den Nacken und beuge dich so weit es geht zurück. Wiederhole diese Bewegung ein paar Mal im eigenen Atemrhythmus.

Durch die Weitung des Brustkorbs in den rückwärtsbeugenden Übungen wird das Volumen der Lungen erhöht und ein besserer Austausch von Sauerstoff und Kohlendioxid ermöglicht.

Rückwärtsbeugende Übung

Sitze aufrecht und greife die Sitzfläche des Stuhls mit beiden Händen.

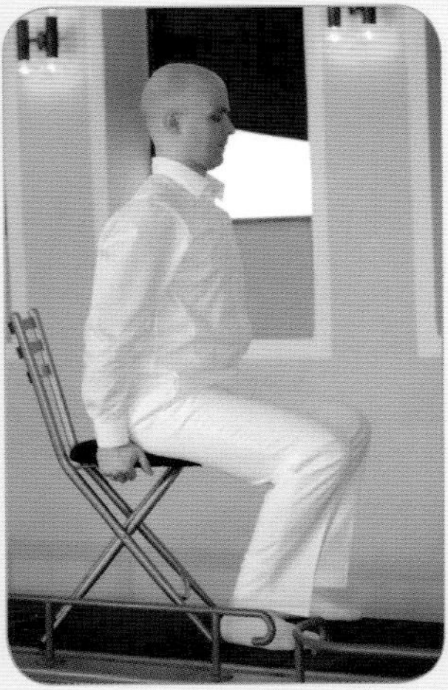

Die Füße sind parallel und flach am Boden.

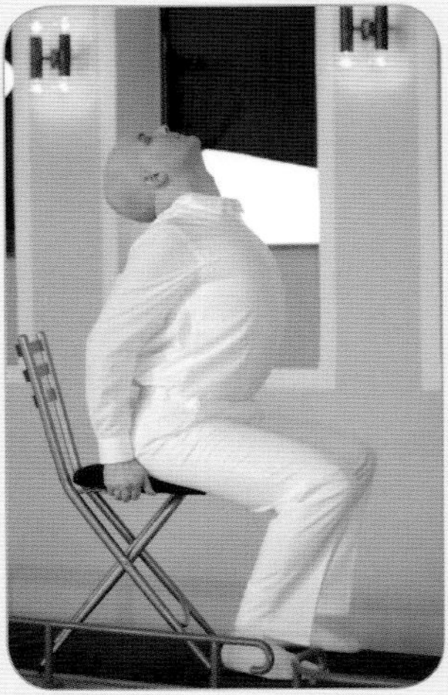

Mit der Einatmung rolle den Kopf in den Nacken, wölbe das Brustbein nach vorne und ziehe die Sitzfläche des Stuhls leicht nach oben. Spüre, wie sich der Bruskorb weitet. Atme tief weiter. Komme mit der Einatmung aus der Stellung.

Rückwärtsbeugende Übung

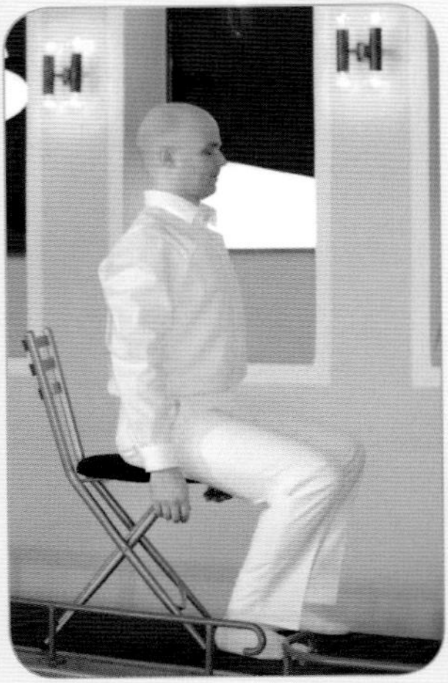

Sitze aufrecht und lasse die Arme entspannt hängen. Die Füße sind parallel zueinander und stehen flach am Boden.

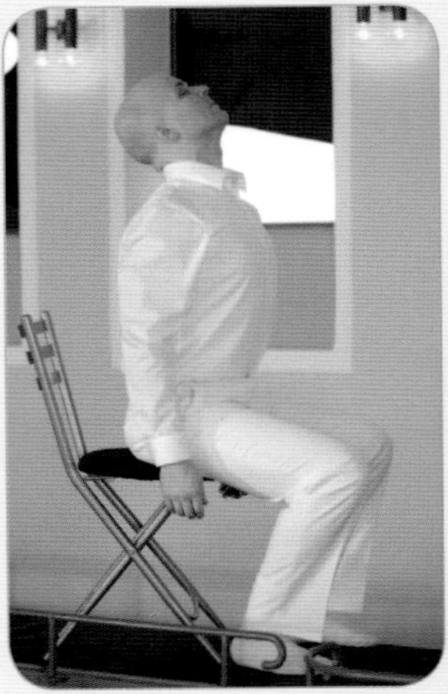

Mit der Einatmung rolle den Kopf langsam in den Nacken und probiere das Brustbein zu heben. Spüre die Spannung zwischen den Schulterblättern. Atme tief weiter.

Komme mit der Einatmung aus der Stellung und wiederhole sie noch 1-mal.

Übung für die Gesichtsmuskulatur

Probiere 1 Minute lang zu lächeln. Das trainiert die Gesichtsmuskeln und hebt die Stimmung.

Wenn du das ausreichend geübt hast, mache daraus eine „Partnerübung". Lächle andere Menschen an, ohne einen Grund zu haben.

Du wirst sehen, das steckt an.

Vorwärtsbeugende Übung

Sitze aufrecht, die Füße sind parallel und flach am Boden.

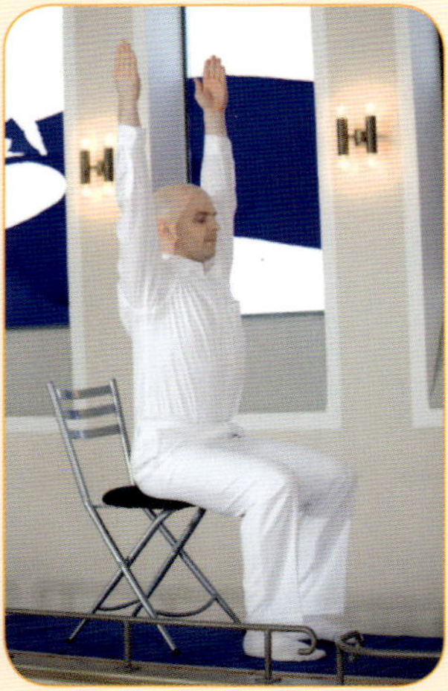

Mit der Einatmung strecke die Arme über den Kopf, die Hände parallel zueinander.

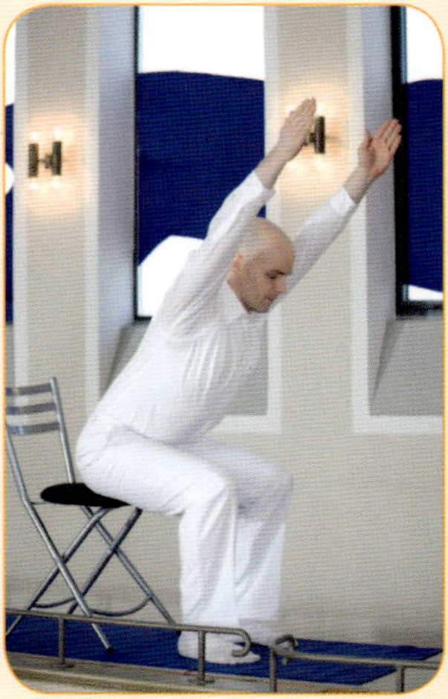

Mit der Ausatmung beuge dich aus der Hüfte nach vorne. Achte darauf, dass der Rücken gerade bleibt. Halte die Stellung und atme tief in den Bauch.

Komme mit der Einatmung wieder hoch und senke die Arme. Wiederhole die Übung 2- bis 3-mal.

Vorwärtsbeugende Übung

Sitze aufrecht, greife die Sitzfläche des Stuhls mit beiden Händen und strecke die Beine vor dir aus.

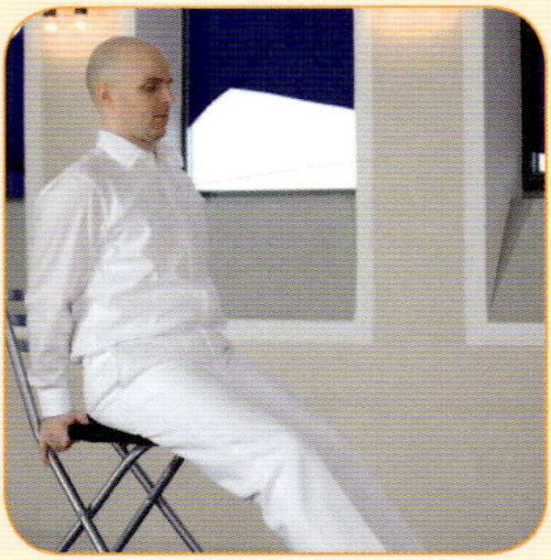

Probiere die Füße möglichst flach am Boden zu lassen.

Mit der Einatmung hebe das Becken so weit es geht und rolle den Kopf in den Nacken. Halte die Stellung und atme tief in den Bauch.

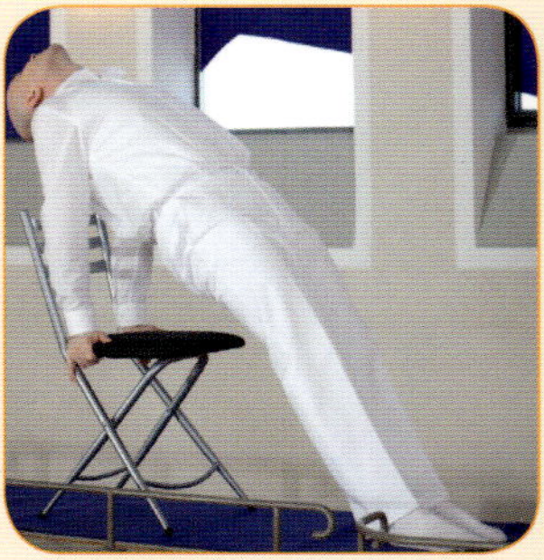

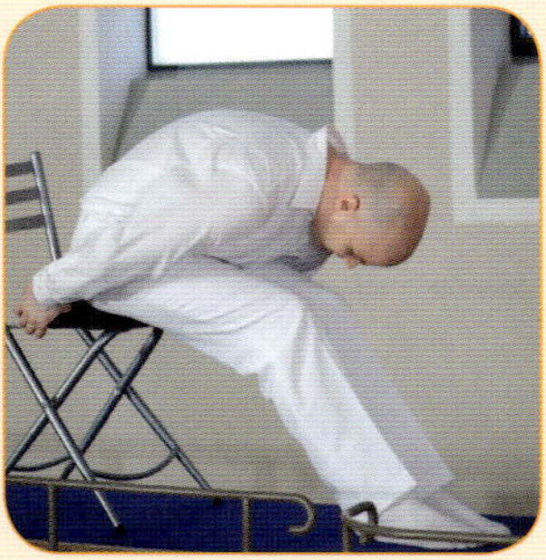

Mit der Ausatmung senke das Becken und beuge dich sanft nach vorne, du kannst die Knie hierbei leicht beugen.

Halte die Stellung und atme tief weiter. Mit der Einatmung komme wieder hoch und wiederhole noch 1- bis 2-mal.

Vorwärtsbeugende Übung

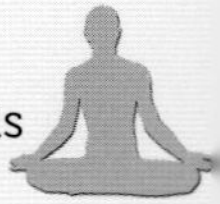

Sitze aufrecht und greife die Sitzfläche des Stuhls mit beiden Händen.

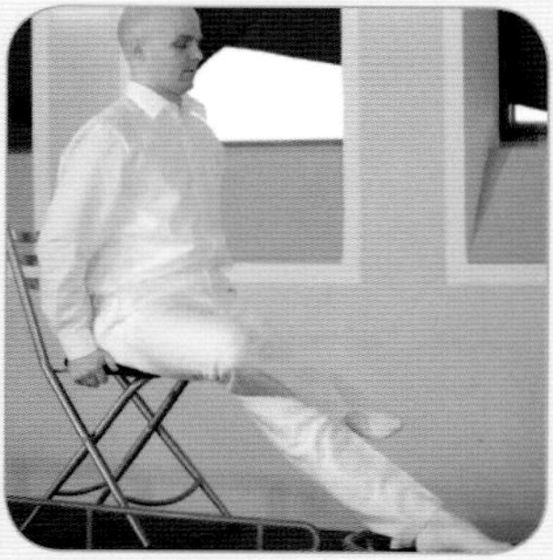

Strecke das linke Bein und lege das rechte Fußgelenk auf das linke Knie.

Mit der Ausatmung ziehe den linken Fuß langsam zurück, sodass du eine Dehnung in der rechten Hüfte spüren kannst. Ziehe den Fuß nur so weit zurück, wie es sich gut anfühlt.

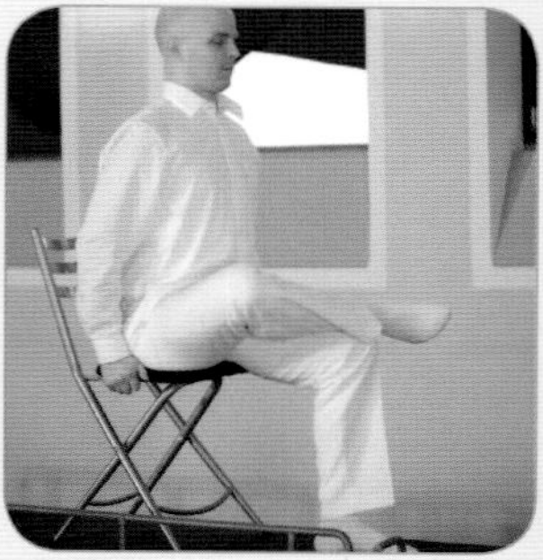

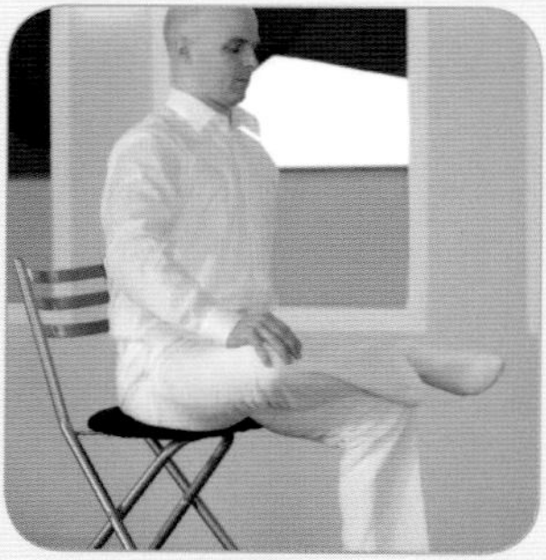

Drücke das Knie sanft mit der rechten Hand nach unten. Halte die Stellung und atme tief in den Bauch. Komme aus der Stellung und wiederhole auf der anderen Seite.

Vorwärtsbeugende Übung

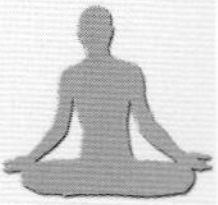

Setze dich aufrecht hin, stelle den rechten Fuß auf und strecke das linke Bein, sodass die Ferse aufsteht.

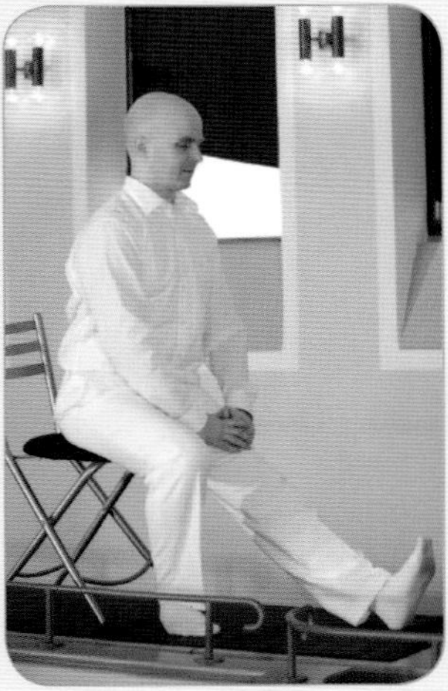

Lege die Hände auf den linken Oberschenkel und ziehe die Zehen des linken Fußes zum Kopf.

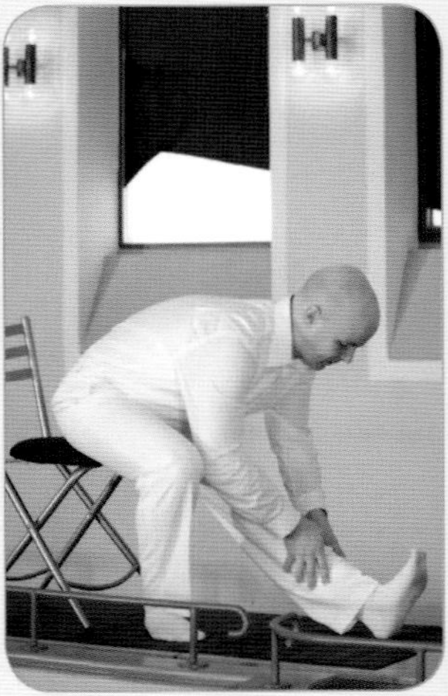

Mit der Ausatmung gleite mit den Händen am linken Bein hinunter. Gehe nur so weit in die Stellung, dass du den Atem gut und gleichmäßig führen kannst.

Halte die Stellung und atme tief in den Bauch. Komme mit der Einatmung aus der Stellung und wiederhole mit dem rechten Bein.

Durch regelmäßige Yogapraxis wird das Verdauungsfeuer angeregt, wodurch die Nahrungsaufnahme und -verwertung effizienter wird.

Übung für die Bauchmuskulatur

Greife die Sitzfläche des Stuhls mit beiden Händen, schließe die Beine und lehne dich leicht zurück.

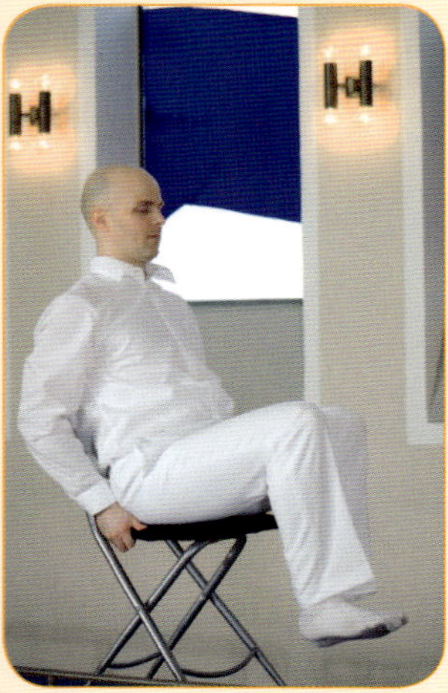

Mit der Einatmung hebe beide Beine geschlossen vom Boden hoch und halte die Stellung, atme tief in den Bauch.

Mit der Ausatmung senke die Beine.

Wiederhole 2- bis 3-mal.

Übung für die Bauchmuskulatur

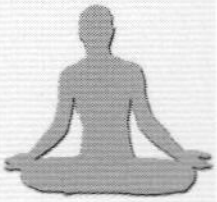

Greife die Sitzfläche des Stuhls mit beiden Händen, stelle den rechten Fuß auf und strecke das linke Bein.

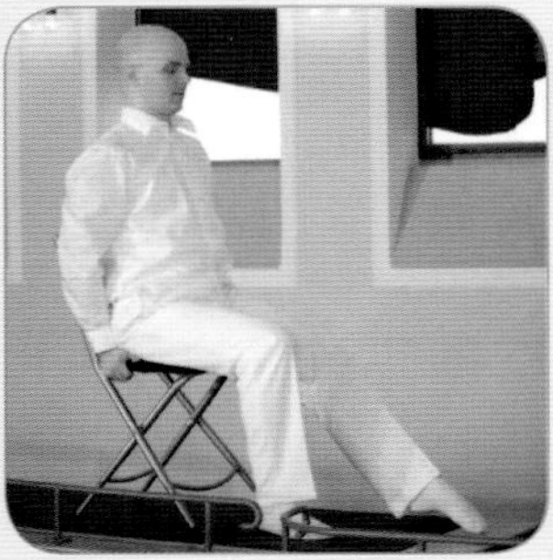

Der linke Fuß ist gestreckt, sodass die Zehen von dir wegzeigen.

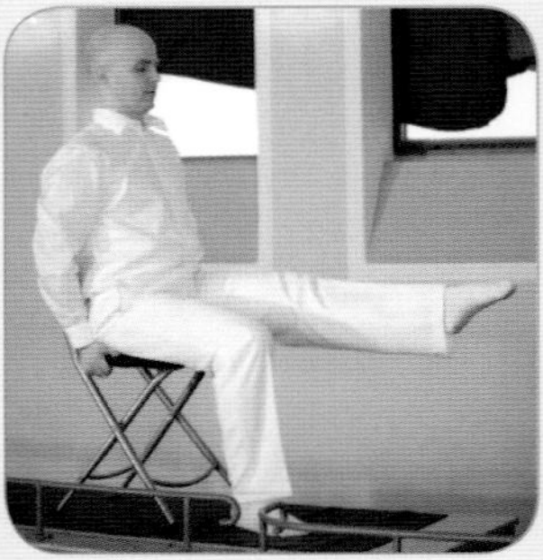

Mit der Einatmung hebe das linke Bein, achte dabei darauf, dass das Knie gestreckt bleibt.

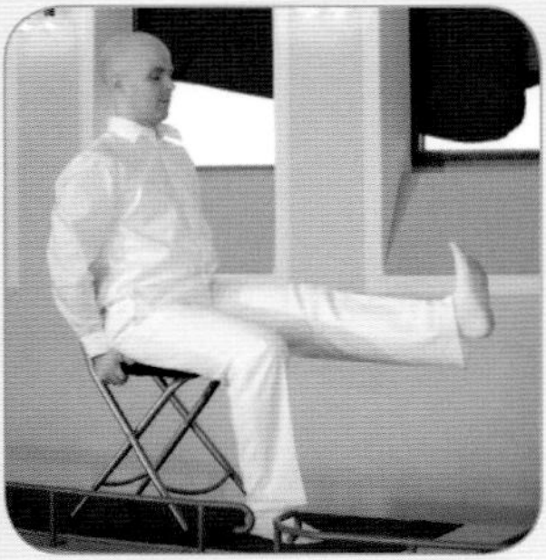

Ziehe die Zehen zum Kopf, sodass du die Dehnung in der ganzen Rückseite des Beines spürst.

Strecke die Zehen wieder von dir weg und senke das Bein mit der Ausatmung ab. Wiederhole 3- bis 4-mal, dann wiederhole mit dem rechten Bein.

Übung für den Nacken

Lege die rechte Hand in den Nacken und greife den rechten Ellbogen mit der linken Hand.

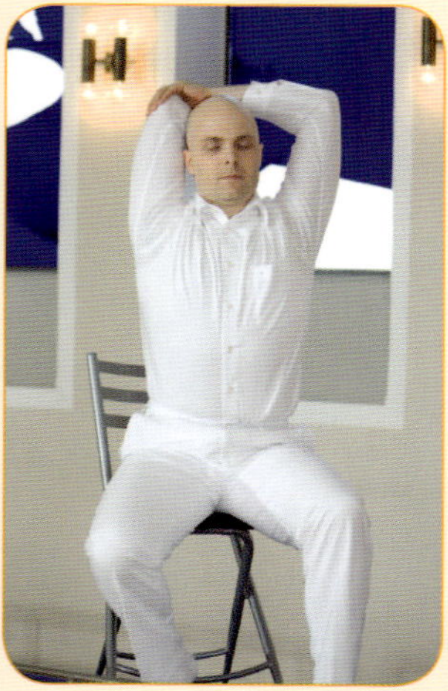

Mit der Ausatmung schiebe den Ellbogen langsam nach unten, sodass die rechte Hand weiter nach unten gleitet.

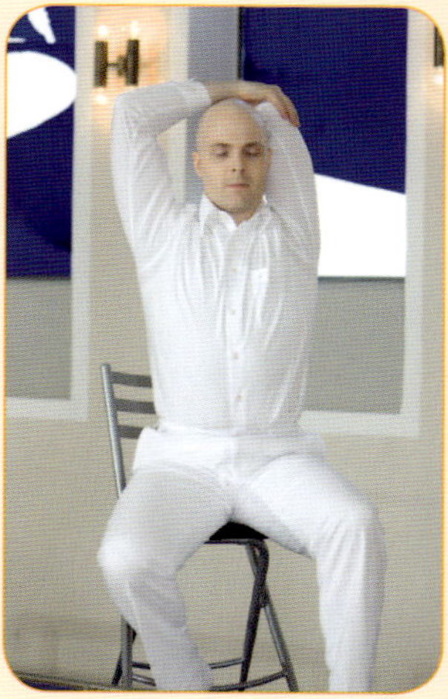

Halte die Stellung, atme tief weiter und spüre die Dehnung in der rechten Schulter und der rechten Seite des Brustkorbs. Komme aus der Stellung und wiederhole auf der anderen Seite.

Übung für den Nacken

Sitze aufrecht und lege die Hände auf die Schultern.

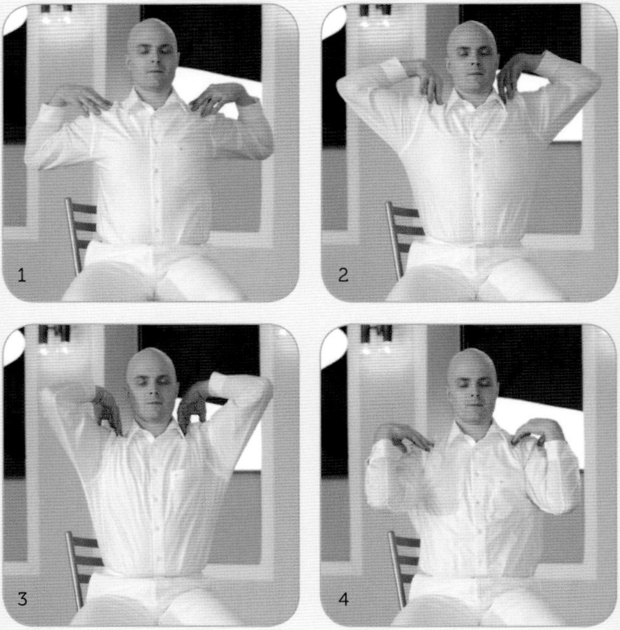

Dann kreise die Ellbogen zunächst vorwärts, mache die Kreise nur so groß, wie sich die Bewegung gut anfühlt.

Wiederhole 2- bis 3-mal, dann wechsle die Richtung. Wiederhole auch hier 2- bis 3-mal, dann senke die Arme.

Übung für den Nacken

Sitze aufrecht und ziehe die Schultern mit der Einatmung so hoch es geht.

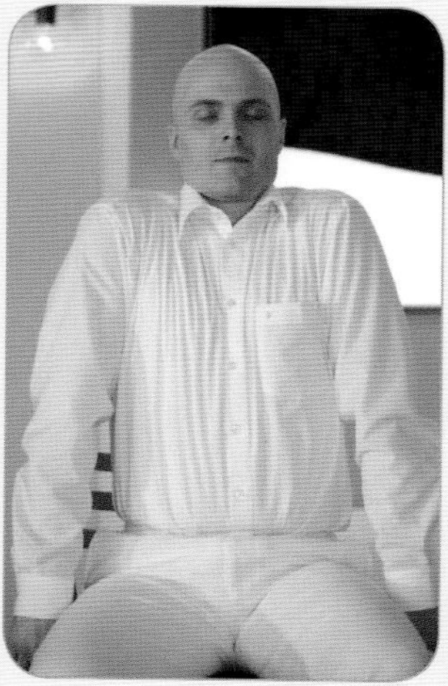

Halte die Spannung und atme tief in den Bauch. Dann lasse die Schultern mit der Ausatmung fallen. Spüre einen Moment die Entspannung im Nacken, dann wiederhole die Übung noch 1-mal.

Nun ziehe die Schultern nach unten, ohne den Rücken zu beugen, halte die Stellung und atme tief in den Bauch. Mit der Ausatmung löse die Schultern. Wiederhole noch 1-mal.

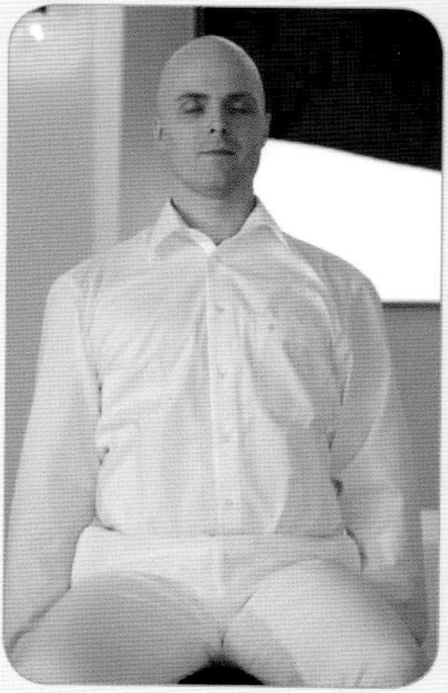

Übung für den Nacken

Setze dich aufrecht hin, halte die rechte Hand parallel zum Boden und neige den Kopf nach links.

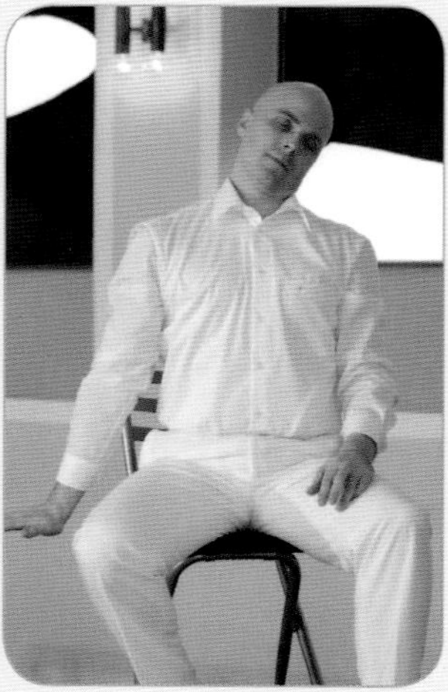

Dann ziehe mit der Ausatmung die rechte Hand langsam nach unten, um die Dehnung im Nacken zu verstärken. Halte die Spannung und atme tief weiter.

Entspanne die Hand und bringe den Kopf zurück zur Mitte. Dann wiederhole auf der anderen Seite.

Übung für den Nacken

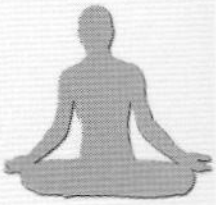

Setze dich aufrecht hin und verschränke die Hände hinter dem Kopf.

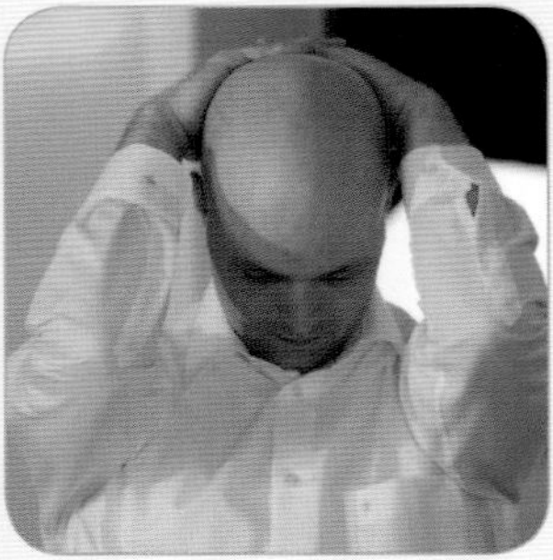

Lasse den Kopf langsam nach vorne sinken, achte dabei darauf, dass der restliche Rücken aufrecht bleibt.

Lasse Arme und Kopf entspannt hängen und spüre, wie das Gewicht von Kopf und Armen die Nackenmuskulatur dehnt.

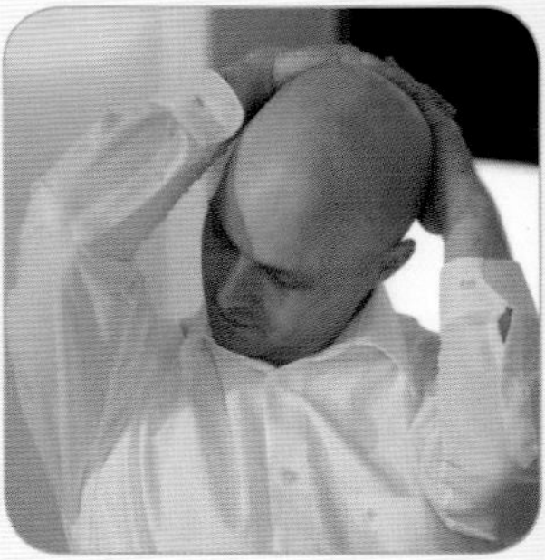

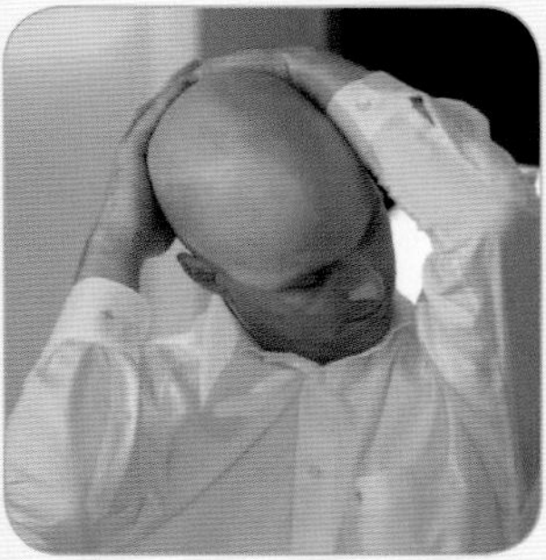

Dann kannst du den Kopf leicht von Seite zu Seite drehen. Spüre, wie sich die Dehnung dabei verändert. Bringe den Kopf zurück zur Mitte, hebe ihn und senke die Arme ab.